普通高等医学院校五年制临床医学专业第二轮教材

U0297387

# 医用高等数学

## （第2版）

（供基础医学、临床医学、预防医学、口腔医学类专业用）

主　编　刘春扬　张喜红

副主编　刘国兴　宋伟才　刘国良　孙江洁

编　者　（以姓氏笔画为序）

刘国兴（齐鲁医药学院）

刘国良（赣南医学院）

刘春扬（福建医科大学）

孙江洁（安徽医科大学）

宋伟才（江西中医药大学）

宋运娜（齐齐哈尔医学院）

张喜红（长治医学院）

陈　娟（山东第一医科大学）

罗　杏（厦门医学院）

郑鹭亮（福建医科大学）

郎丽丽（长治医学院）

中国健康传媒集团

中国医药科技出版社

## 内 容 提 要

  本教材是"普通高等医学院校五年制临床医学专业第二轮教材"之一，系根据医用高等数学课程教学大纲的基本要求和课程特点编写而成。全书共 7 章，包括函数、极限、导数、微分、不定积分、定积分和微分方程等。本教材内容既注重概念表达的科学性，又注意知识的实用性，通过精选典型题例，在阐明较深奥的数学思想和数学方法的同时，介绍数学知识在现代医药卫生技术上的广泛应用。每章通过设置"学习要求""知识链接""本章小结"及"目标检测"等模块，进一步强化重点、化解难点。同时，为了丰富教学资源，增强教学互动，更好地满足教学需要，本教材配套在线学习平台（电子教材、教学课件、视频和习题），所有数字资源均有相应的二维码，便于学生随时扫码学习。

  本教材可供基础医学、临床医学、预防医学、口腔医学类专业本科生使用，也可以作为医药卫生科研人员进修提高的参考书。

**图书在版编目（CIP）数据**

医用高等数学/刘春扬，张喜红主编. — 2 版. —北京：中国医药科技出版社，2022.12

普通高等医学院校五年制临床医学专业第二轮教材

ISBN 978 – 7 – 5214 – 3654 – 9

Ⅰ. ①医… Ⅱ. ①刘… ②张… Ⅲ. ①医用数学 – 医学院校 – 教材 Ⅳ. ①R311

中国版本图书馆 CIP 数据核字（2022）第 227919 号

**美术编辑** 陈君杞

**版式设计** 友全图文

出版  中国医药科技出版社

地址  北京市海淀区文慧园北路甲 22 号

邮编  100082

电话  发行：010 – 62227427  邮购：010 – 62236938

网址  www.cmstp.com

规格  889 × 1194mm $\frac{1}{16}$

印张  7 $\frac{1}{4}$

字数  198 千字

初版  2016 年 8 月第 1 版

版次  2022 年 12 月第 2 版

印次  2022 年 12 月第 1 次印刷

印刷  三河市万龙印装有限公司

经销  全国各地新华书店

书号  ISBN 978 – 7 – 5214 – 3654 – 9

定价  **39.00 元**

获取新书信息、投稿、为图书纠错，请扫码联系我们。

# 出版说明

为了贯彻《中共中央、国务院中国教育现代化2035》"加强创新型、应用型、技能型人才培养规模"的战略任务要求，落实《国务院办公厅关于加快医学教育创新发展的指导意见》，紧密对接新医科建设对医学教育改革的新要求，满足新时代医疗卫生事业对人才培养的新需求，中国医药科技出版社在教育部、国家药品监督管理局的领导下，通过走访主要院校对2016年出版的"全国普通高等医学院校五年制临床医学专业'十三五'规划教材"进行了广泛征求意见，有针对性的制定了第二版教材的出版方案，旨在赋予再版教材以下特点。

**1. 立德树人，融入课程思政**

把立德树人贯穿、落实到教材建设全过程的各方面、各环节。课程思政建设应体现在知识技能传授中厚植爱国主义情怀，加强品德修养、增长知识见识、培养奋斗精神灌输，不断提高学生思想水平、政治觉悟、道德品质、文化素养等。医学教材着重体现加强救死扶伤的道术、心中有爱的仁术、知识扎实的学术、本领过硬的技术、方法科学的艺术的教育，培养医德高尚、医术精湛的人民健康守护者。

**2. 精准定位，培养应用人才**

坚持体现《中共中央、国务院中国教育现代化2035》"加强创新型、应用型、技能型人才培养规模"的战略任务，落实《国务院办公厅关于加快医学教育创新发展的指导意见》中"立足基本国情，以服务需求为导向，以新医科建设为抓手，着力创新体制机制，分类培养研究型、复合型和应用型人才"的医学教育目标，结合医学教育发展"大国计、大民生、大学科、大专业"的新定位，注重人才培养应从疾病诊疗提升拓展为预防预防、诊疗和康养，以健康促进为中心，服务生命全周期、健康全过程的转变，精准定位教材内容和体系。教材编写应体现以医疗卫生事业需求为导向，以岗位胜任力为核心，以培养医工、医理、医文学科交叉融合的高素质、强能力、精专业、重实践的本科医学人才培养目标。

**3. 适应发展，优化教材内容**

必须符合行业发展要求。构建教材内容结构，要体现医疗机构对医学人才在临床实践能力、沟通交流能力、服务意识和敬业精神等方面的要求；体现临床程序贯穿于教学的全过程，培养学生的整体临床意识；体现国家相关执业资格考试的有关新精神、新动向和新要求；注重吸收行业发展的新知识、新技术、新方法，体现学科发展前沿，并适当拓展知识面，为学生后续发展奠定必要的基础；满足以学生为中心而开展的各种教学方法的需要，充分发挥学生的主观能动性。

**4.遵循规律，注重"三基""五性"**

遵循教材规律。针对普通高等医学院校本科医学类专业教学需要，教材内容应注重"三基"（基本知识、基础理论、基本技能）、"五性"（思想性、科学性、先进性、启发性、适用性）；内容成熟、术语规范、文字精炼、逻辑清晰、图文并茂、易教易学；注意"适用性"，即以普通高等学校医学教育实际和学生接受能力为基准编写教材，满足多数院校的教学需要。

**5.创新模式，提升学生能力**

加强"三基"训练，着力提高学生分析问题和解决问题的能力。在不影响教材主体内容的基础上要保留"案例引导""学习目标""知识链接""目标检测"模块，去掉知识拓展模块。进一步优化各模块的内容，培养学生理论联系实践的实际操作能力、创新思维能力和综合分析能力；增强教材的可读性和实用性，培养学生学习的自觉性和主动性。

**6.丰富资源，优化增值服务内容**

搭建与教材配套的中国医药科技出版社在线学习平台"医药大学堂"（数字教材、教学课件、图片、视频、动画及练习题等），实现教学信息发布、师生答疑交流、学生在线测试、教学资源拓展等功能，促进学生自主学习。

本套教材凝聚了省属院校高等教育工作者的集体智慧，体现了凝心聚力、精益求精的工作作风，谨此向有关单位和个人致以衷心的感谢！

尽管所有参与者尽心竭力、字斟句酌，教材仍然有进一步提升的空间，敬请广大师生提出宝贵意见，以便不断修订完善！

普通高等医学院校五年制临床医学专业第二轮教材

# 建设指导委员会名单

**主 任 委 员** 樊代明

**副主任委员** （以姓氏笔画为序）

| | |
|---|---|
| 于景科（济宁医学院） | 王金胜（长治医学院） |
| 吕雄文（安徽医科大学） | 朱卫丰（江西中医药大学） |
| 杨　柱（贵州中医药大学） | 吴开春（第四军医大学） |
| 何　涛（西南医科大学） | 何清湖（湖南医药学院） |
| 宋晓亮（长治医学院） | 郑金平（长治医学院） |
| 唐世英（承德医学院） | 曾　芳（成都中医药大学） |

**委 　 员** （以姓氏笔画为序）

| | |
|---|---|
| 于俊岩（长治医学院附属和平医院） | 于振坤（南京医科大学附属南京明基医院） |
| 马　伟（山东大学） | 丰慧根（新乡医学院） |
| 王　玖（滨州医学院） | 王伊龙（首都医科大学附属北京天坛医院） |
| 王旭霞（山东大学） | 王育生（山西医科大学） |
| 王桂琴（山西医科大学） | 王雪梅（内蒙古医科大学附属医院） |
| 王勤英（山西医科大学） | 艾自胜（同济大学） |
| 叶本兰（厦门大学医学院） | 付升旗（新乡医学院） |
| 朱金富（新乡医学院） | 任明姬（内蒙古医科大学） |
| 刘春杨（福建医科大学） | 闫国立（河南中医药大学） |
| 江兴林（湖南医药学院） | 孙国刚（西南医科大学） |
| 孙思琴（山东第一医科大学） | 李永芳（山东第一医科大学） |

李建华（青海大学医学院）　　　李春辉（中南大学湘雅医学院）

杨　征（四川大学华西口腔医　　杨少华（桂林医学院）
　　　　学院）　　　　　　　　杨军平（江西中医学大学）

邱丽颖（江南大学无锡医学院）　何志巍（广东医科大学）

邹义洲（中南大学湘雅医学院）　张　闻（昆明医科大学）

张　敏（河北医科大学）　　　　张　燕（广西医科大学）

张秀花（江南大学无锡医学院）　张晓霞（长治医学院）

张喜红（长治医学院）　　　　　陈万金（福建医科大学附属第一医院）

陈云霞（长治医学院）　　　　　陈礼刚（西南医科大学）

武俊芳（新乡医学院）　　　　　林友文（福建医科大学）

林贤浩（福建医科大学）　　　　明海霞（甘肃中医药大学）

罗　兰（昆明医科大学）　　　　周新文（华中科技大学基础医学院）

郑　多（深圳大学医学院）　　　单伟超（承德医学院）

赵幸福（南京医科大学附属　　　郝少峰（长治医学院）
　　　　无锡精神卫生中心）　　郝岗平（山东第一医科大学）

胡　东（安徽理工大学医学院）　姚应水（皖南医学院）

夏　寅（首都医科大学附属北京　夏超明（苏州大学苏州医学院）
　　　　天坛医院）　　　　　　高凤敏（牡丹江医学院）

郭子健（江南大学无锡医学院）　郭崇政（长治医学院）

郭嘉泰（长治医学院）　　　　　黄利华（江南大学附属无锡五院）

曹玉萍（中南大学湘雅二医院）　曹颖平（福建医科大学）

彭鸿娟（南方医科大学）　　　　韩光亮（新乡医学院）

韩晶岩（北京大学医学部）　　　游言文（河南中医药大学）

# 数字化教材编委会

主　编　刘春扬　张喜红
副主编　刘国兴　宋伟才　刘国良　孙江洁
编　者　（以姓氏笔画为序）
　　　　刘国兴（齐鲁医药学院）
　　　　刘国良（赣南医学院）
　　　　刘春扬（福建医科大学）
　　　　孙江洁（安徽医科大学）
　　　　宋伟才（江西中医药大学）
　　　　宋运娜（齐齐哈尔医学院）
　　　　张喜红（长治医学院）
　　　　陈　娟（山东第一医科大学）
　　　　罗　杏（厦门医学院）
　　　　郑鹭亮（福建医科大学）
　　　　郎丽丽（长治医学院）

# PREFACE 前 言

随着全国医学教育改革的深入，在新医科建设的大背景下，所有编者共同努力修订再版了《医用高等数学（第2版）》。本版教材突出了高等数学与临床医学专业知识的交叉融合，在保证数学基础理论的同时，强化了高等数学知识在临床医学上的应用，在培养高素质应用型临床医学人才的同时，在新医科、大数据、人工智能的大背景下，强化了高等数学基础理论在临床医学应用及研究中的思考。本教材以强化医学生职业道德、医学人文素养教育和临床实践能力培养为核心，以提示临床胜任力为导向，推进医学基础课程与临床课程相结合，注重培养学生临床思维能力，满足培养应用型、复合型、技能型临床医学人才的要求。同时，紧跟教材建设时代发展，搭建书网融合教材，用数字化的教材建设，进一步方便教材使用。本版教材融入课程思政，厚植爱国主义情怀，加强品德修养，培养医德高尚、医术精湛的人民健康守护者。为了满足多数院校的教学需要，教材精简模块，优化模块内容，增强教材的可读性和实用性，培养学习的自觉性和主动性。在新医科建设的大背景下建设的本教材，更适应时代要求，更符合改革精神，能更好地培养复合型、应用型的新型临床医学人才。

本版教材在上版教材的基础上，调整部分内容的布局，补充了"学习目标""案例引导""知识链接"等模块内容，修改了部分理论知识的表述以及部分练习、例题，增加数学在医学上应用的练习、例题、案例。再版后的教材内容主要包括函数、极限、导数、微分、不定积分、定积分和微分方程等（标题带"＊"号的为选学内容，即各学校可根据教学时数及师生等具体情况灵活选用）。在教材结构上，在每章设置了学习要求、案例引导、知识链接及目标检测模块；每章小结及目标检测答案以二维码形式呈现在章节后，学生手机扫码即可查看学习。为方便案例教学的实施，每章节引入教学案例，充分体现数学与医学的结合；在知识链接内容中在注重医学实际的同时，引入课程思政，突出教材的时代特色。本教材为"书网融合教材"，即纸质教材有机融合电子教材、教学配套资源（PPT、微课、视频等）、题库系统、数字化教学服务（在线教学、在线作业、在线考试）。本教材易教易学，不仅可以作为教学用书，也适合学生拓展性自主学习，也可以作为医药卫生科研人员进修提高的参考书。

本教材各章具体分工是：刘春扬、郑鹭亮编写第一章，孙江洁编写第二章，刘国良、罗杏编写第三章，宋伟才编写第四章，陈娟编写第五章，刘国兴、宋运娜编写第六章，张喜红、郎丽丽编写第七章，全书由刘春扬统稿定稿。本教材在编写期间得到各参编院校领导专家的大力支持，参考了大量的资料文献，在此一并向有关领导专家致以诚挚的谢意，并恳请广大读者对书中的疏漏与不足之处予以雅正。

编 者
2022 年 10 月

# 目 录 CONTENTS

# 第一章 函 数

📖 学习目标

1. **掌握** 对复合函数进行分解与复合的技能.

2. **熟悉** 函数、反函数、分段函数、复合函数及初等函数的概念；函数的有界性、单调性、奇偶性、周期性.

3. **了解** 函数在生物医药领域的应用.

4. **学会** 求各种函数的定义域及值域的技能；具备简单函数的复合以及复合函数的分解的能力.

⇒ **案例引导**

**案例** 某地区统计了某年 1~12 月中当地流行性出血热的发病率，见表 1-1. 可以看出，对每一个月份，都有一个发病率与之相对应.

**讨论：** 可以用什么样的方式，准确、便捷地表示月份与发病率之间的关系呢？

表 1-1 某年 1~12 月中当地流行性出血热的发病率

| 月份 | 1 | 2 | 3 | 4 | 5 | 6 | 7 | 8 | 9 | 10 | 11 | 12 |
|---|---|---|---|---|---|---|---|---|---|---|---|---|
| 发病率（%） | 16.6 | 8.3 | 7.1 | 6.5 | 7.0 | 10.0 | 2.5 | 3.5 | 5.7 | 10.0 | 17.1 | 7.0 |

## 第一节 函数的概念 📱微课1

PPT

### 一、变量

医学与其他自然科学一样，在观察和研究某一变化过程时，常会遇到各种不同的量，这些量一般可分为两种：一种是在考察过程中发生变化的量，这种量称为**变量**（variable）；另一种是在考察过程中保持不变的量，这种量称为**常量**（constant）. 例如，加热一个密封容器内的气体时，气体的体积和分子的个数保持不变，是常量，而气体的温度和压强在变化，是变量.

一个量是变量还是常量，不是绝对的，要根据具体过程和具体条件来确定. 即使同一个量，在某一过程或条件下可以认为是常量；而在另一过程或条件下就可能是变量. 例如人的身高，在研究少儿成长发育的过程中是变量，而在研究成人的健康状况时通常是常量.

我们通常用字母 $a$，$b$，$c$，…表示常量，用字母 $x$，$y$，$z$，…表示变量.

变量的变化范围，也就是变量的取值范围，在取实数值的时候，通常用区间表示. 满足不等式 $a \leqslant x \leqslant b$ 的实数 $x$ 的全体组成一个闭区间，记为 $[a, b]$；满足不等式 $a < x < b$ 的实数 $x$ 的全体组成一个开区间 $(a, b)$；而满足不等式 $a < x \leqslant b$（或 $a \leqslant x < b$）的实数 $x$ 的全体组成一个半开半闭区间 $(a, b]$ 或半闭半开区间 $[a, b)$ 📱微课2；如果变量 $x$ 能够取实数轴上所有的数，记为 R 或 $(-\infty, +\infty)$，这里"$\infty$"只是一个记号，并不表示数量，前面的"$+$""$-$"表示方向. 有时候，在不需要指明是开的

或闭的情况下，也常用 $X$、$Y$ 等表示区间.

以 $x_0$ 为中心，长度为 $2\delta$ 的开区间 $(x_0 - \delta, x_0 + \delta)$，称为点 $x_0$ 的 $\delta$ 邻域，记作 $U(x_0, \delta)$. 点 $x_0$ 的 $\delta$ 邻域去掉中心 $x_0$ 后，称为点 $x_0$ 的去心 $\delta$ 邻域，记作 $\mathring{U}(x_0, \delta)$. 邻域是后面常用的概念.

## 二、函数

在同一变化过程中，各个变量之间常常是相互联系、彼此制约的，函数关系就是表达变量之间的依赖关系的. 现在我们列举几个例子.

**例 1.1** 自由落体运动. 设物体下落的时间为 $t$，落下的距离为 $s$. 若开始下落时刻为 $t = 0$，则 $s$ 与 $t$ 之间的相互依赖关系为

$$s = \frac{1}{2}gt^2 \quad (0 \leqslant t \leqslant T)$$

**例 1.2** 在出生 $1 \sim 6$ 个月期间内，正常婴儿的体重近似满足

$$y = 3 + 0.6x$$

式中，$x$ 表示婴儿的月龄；$y$ 表示婴儿的体重（kg）.

除去上面几个例子中量的具体意义，它们都表达了量与量之间的相互依赖关系，把这种特征抽象出来，便得到函数的概念.

**定义 1.1** 设 $x$ 和 $y$ 是两个变量，$D$ 是一个给定的数集，变量 $x$ 在数集 $D$ 中取值. 若对 $x$ 取 $D$ 中的每个值，变量 $y$ 按照一定的规律有确定的值与之对应，则称变量 $y$ 为变量 $x$ 的单值函数（function），记作

$$y = f(x), \quad x \in D$$

式中，$x$ 称为**自变量**（independent variable）；而 $y$ 称为**因变量**（dependent variable）.

因变量与自变量之间的对应规律称为**函数关系**. 集合 $D$ 称为函数的**定义域**；如果 $x_0$ 是函数 $f(x)$ 的定义域中的一点，也称函数 $f(x)$ **在 $x_0$ 点有定义**. 与自变量的值相对应的因变量的值称为**函数值**（function value），常记为 $y_0 = f(x_0)$ 或 $y_0 = y\big|_{x=x_0}$. 而所有函数值的集合称为函数的**值域**（range），记为 $W = \{y \mid y = f(x), x \in D\}$.

关于函数定义的几点说明.

（1）构成函数关系的要素有两个，即定义域及对应规律. 当且仅当两个函数的定义域及对应规律都相同时，这两个函数才是相同的；若两要素之一不同，则两个函数就是不同的. 例如，函数 $y = \sin x$ 与函数 $y = \dfrac{x \sin x}{x}$ 是不同的函数.

（2）函数的定义域通常按以下两种情形来确定：对有实际背景的函数，根据实际背景中变量的实际意义确定其定义域；对抽象地用算式表达的函数，通常约定这种函数的定义域是使得算式有意义的一切实数，也称为函数的自然定义域. 函数的定义域常用集合或区间表示.

（3）函数常用的表示方法有解析法、图像法和列表法等. 即函数关系可以用解析式表示，也可以用图像表示，还可以用表格表示. 它们具有不同的特点，用于不同的情况，可根据具体的需要和可能选取它们中的一种或多种来表示.

**例 1.3** 图 1.1 所示的心电图是一位心律正常人的心电波形图和一位心律不正常人的心电波形图. 心电波形图就是心脏跳动相对于时间的变化情况函数的图像法表达形式. 医生可以根据对每个人检测得到的心电波形图诊断其心率是否正常.

在经济、生物、医学及工程技术等领域中，经常遇到一类函数，当自变量在定义域的不同范围内取值时，对应法则需要用不同的式子来表示，这类函数称为**分段函数**（piecewise function）. 对于分段函数

求函数值时，要根据自变量所在范围代入相应的解析式计算．

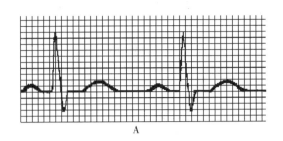 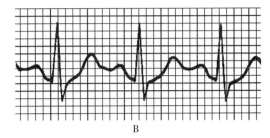

图 1.1

A. 心率正常；B. 心动过速

**例 1.4**　函数

$$y = \operatorname{sgn}x = \begin{cases} 1 & x > 0 \\ 0 & x = 0 \\ -1 & x < 0 \end{cases}$$

称为**符号函数**，它的定义域 $D = (-\infty, +\infty)$，如图 1.2 所示．对于任何实数 $x$，$|x| = x\operatorname{sgn}x$ 如图 1.3 所示．我们看到，在 $x = 0$ 的左右两侧，函数 $y = \operatorname{sgn}x$ 的表达式不同，这种点称为分段函数的**分段点**（或**分界点**）．

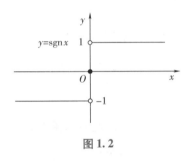 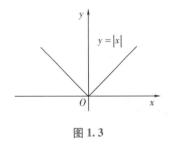

图 1.2　　　　　　　　　　　　　　　图 1.3

**例 1.5**　根据实验测得血液中胰岛素浓度为 $c(t)(\text{unit/ml})$ 随时间 $t(\text{min})$ 的变化数据，可建立如下经验公式：

$$c(t) = \begin{cases} t(10-t) & 0 \leqslant t \leqslant 5 \\ 25\mathrm{e}^{-k(t-5)} & t > 5 \end{cases}$$

其中，$k = \dfrac{\ln 2}{20}$；$\ln 2 = \log_{\mathrm{e}} 2$，以 e 为底的对数称为**自然对数**．

显然，该分段函数有一个分段点（或分界点）为 $t = 5$．

## 三、反函数

**定义 1.2**　设函数 $y = f(x)$ 的定义域为数集 $D$，值域为数集 $W$，若对每一个 $y \in W$，都有唯一的 $x \in D$ 满足关系 $f(x) = y$，那么就将此 $x$ 值作为取定的 $y$ 值的对应值，从而得到一个定义在 $W$ 上的新函数，称其为 $y = f(x)$ 的**反函数**．记作

$$x = f^{-1}(y)$$

显然，这个函数的定义域为函数 $y = f(x)$ 的值域 $W$，它的值域为函数 $y = f(x)$ 的定义域 $D$．相对于反函数 $x = f^{-1}(y)$ 来说，原来的函数 $y = f(x)$ 称为**直接函数**．

在函数式 $x = f^{-1}(y)$ 中，字母 $y$ 表示自变量，字母 $x$ 表示因变量．但习惯上我们一般用 $x$ 表示自变量，用 $y$ 表示因变量．因此在讨论反函数本身时，常常对调函数式中的字母 $x$、$y$，将它改记为

$$y = f^{-1}(x)$$

因此，在同一坐标系中，函数 $y = f(x)$ 与其反函数 $y = f^{-1}(x)$ 的图形关于直线 $y = x$ 对称（图 1.4）.

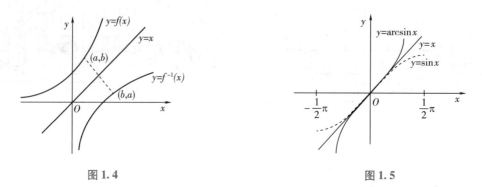

| 图 1.4 | 图 1.5 |

容易得到下面关于反函数存在性的充分条件：**若函数 $y = f(x)$ 在某个定义区间 $I$ 上单调（递增或递减），则其反函数必定存在**. 这是因为，由于函数 $y = f(x)$ 在区间 $I$ 上单调，对于该函数值域 $W$ 中的任一值 $y \in W$，$I$ 内必定有唯一的 $x$ 值满足 $f(x) = y$，从而 $y = f(x)(x \in I)$ 存在反函数.

**例 1.6**　正弦函数 $y = \sin x$ 的定义域为 $(-\infty, +\infty)$，值域为 $[-1, 1]$. 对于任一 $y \in [-1, 1]$，在 $(-\infty, +\infty)$ 内有无穷多个 $x$ 值满足 $\sin x = y$，因而 $y = \sin x$ 在 $(-\infty, +\infty)$ 内不存在单值反函数. 但如果把正弦函数 $y = \sin x$ 的定义域限制在它的单调区间 $\left[-\dfrac{\pi}{2}, \dfrac{\pi}{2}\right]$（常称此区间为正弦函数的**单调主值区间**）上，即对于 $y = \sin x\left(x \in \left[-\dfrac{\pi}{2}, \dfrac{\pi}{2}\right]\right)$，由上述反函数存在的充分条件可知，必定存在反函数. 这个反函数称为**反正弦函数**，记作 $y = \arcsin x$. 反正弦函数的定义域是 $[-1, 1]$，值域是 $\left[-\dfrac{\pi}{2}, \dfrac{\pi}{2}\right]$（图 1.5）.

类似地，可以定义在区间 $[0, \pi]$ 上余弦函数 $y = \cos x$ 的反函数，即**反余弦函数**，记作 $y = \arccos x$，其定义域是 $[-1, 1]$，值域是 $[0, \pi]$；定义在区间 $\left(-\dfrac{\pi}{2}, \dfrac{\pi}{2}\right)$ 内的正切函数 $y = \tan x$ 的反函数，称为**反正切函数**，记作 $y = \arctan x$，其定义域是 $(-\infty, +\infty)$，值域是 $\left(-\dfrac{\pi}{2}, \dfrac{\pi}{2}\right)$；定义在区间 $(0, \pi)$ 内的余切函数 $y = \cot x$ 的反函数，称为**反余切函数**，记作 $y = \operatorname{arccot} x$，其定义域是 $(-\infty, +\infty)$，值域是 $(0, \pi)$.

函数 $y = \arcsin x$，$y = \arccos x$，$y = \arctan x$，$y = \operatorname{arccot} x$ 统称为**反三角函数**.

**例 1.7**　函数 $y = e^x$，定义域为 $(-\infty, +\infty)$，值域为 $(0, +\infty)$. 它有反函数，可按下述步骤求得：由 $y = e^x$ 解得 $x = \ln y$，对调该式中的 $y$ 与 $x$ 即得到函数 $y = e^x$ 的反函数为 $y = \ln x$，其定义域为 $(0, +\infty)$，值域为 $(-\infty, +\infty)$.

# 第二节　函数的性质

PPT

## 一、函数的有界性

若存在某个正数 $M$，使得不等式

$$|f(x)| \leqslant M$$

对于函数 $f(x)$ 的定义域（或 $D$）内的一切 $x$ 值都成立，则称函数 $f(x)$ 在定义域（或 $D$）内是**有界的**

［或称$f(x)$为**有界函数**（bounded function）］．如果这样的正数$M$不存在，则称$f(x)$在定义域（或$D$）内是**无界**（unbounded）的．

　　例如，函数$y = \sin x$在其定义域内是有界的，因为对任一$x \in (-\infty，+\infty)$，都有$|\sin x| \leqslant 1$（存在正数$M = 1$），也可以说$y = \sin x$是其定义域上的有界函数；同理可知，余弦函数$y = \cos x$也是定义域上的有界函数．函数$y = \dfrac{1}{x}$在区间（0，1）内是无界的，而在区间（1，$+\infty$）内却是有界的．

## 二、函数的单调性

　　若函数$f(x)$的函数值在区间（$a$，$b$）内随着$x$的增大而增大（或减少），即对于区间（$a$，$b$）内的任意两点$x_1$和$x_2$，当$x_1 < x_2$时，总有$f(x_1) < f(x_2)$［或$f(x_1) > f(x_2)$］成立，则称函数$f(x)$在区间（$a$，$b$）内**单调递增**（monotonic increasing）［或**单调递减**（monotonic decreasing）］，而区间（$a$，$b$）称为函数$f(x)$的**单调递增区间**（或**单调递减区间**）．

　　单调递增与单调递减函数统称为**单调函数**，单调递增区间与单调递减区间统称为**单调区间**．单调递增（或单调递减）的函数的图形是沿横轴正向上升（或下降）（图1.6及图1.7）的．

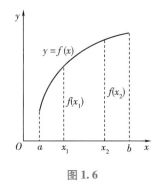 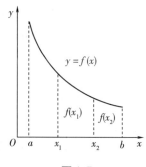

图1.6　　　　　　　　　　　　　　　　图1.7

　　例如，函数$y = x^3$在区间（$-\infty$，$+\infty$）内是单调递增的．

　　又如，函数$y = x^2$在区间（$-\infty$，0）内是单调递减的，在区间（0，$+\infty$）内是单调递增的，区间（$-\infty$，0）和（0，$+\infty$）分别是它的单调递减区间和单调递增区间．但是，函数$y = x^2$在整个定义域（$-\infty$，$+\infty$）内不是单调函数．

## 三、函数的奇偶性

　　设函数$f(x)$的定义域$D$关于原点对称，如果$f(-x) = f(x)$，则称$f(x)$是**偶函数**（even function）；如果$f(-x) = -f(x)$，则称$f(x)$是**奇函数**（odd function）．

　　例如，$f(x) = x^3$是奇函数，$g(x) = x^2 + 1$是偶函数，$h(x) = \sin x + \cos x$既不是奇函数也不是偶函数．

　　偶函数的图形关于$y$轴对称，如图1.8所示；奇函数的图形关于原点中心对称，如图1.9所示．

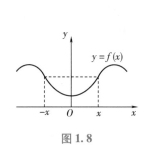 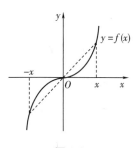

图1.8　　　　　　　　　　　　　　　　图1.9

### 四、函数的周期性

设函数 $y = f(x)$ 的定义域为 $D$，如果存在一个不为零的常数 $L$，使得对于任意一个 $x \in D$ 有 $(x \pm L) \in D$，且 $f(x \pm L) = f(x)$ 恒成立，则称此函数为**周期函数**（periodic function）. $L$ 称为函数 $f(x)$ 的周期（通常，周期函数的周期是指它的最小正周期）.

例如，函数 $y = \sin x$、$y = \cos x$ 都是周期函数，周期都为 $2\pi$；函数 $y = \tan x$、$y = \cot x$ 也都是周期函数，周期都为 $\pi$.

# 第三节 初 等 函 数

PPT

## 一、基本初等函数

**1.** 常数函数（**constant function**）　$y = C$（**$C$ 为常数**）

（1）定义域为 $(-\infty, +\infty)$，值域为 $\{C\}$.

（2）图形为平行于 $x$ 轴、在 $y$ 轴上的截距等于 $C$ 的直线.

**2.** 指数函数（**exponential function**）　$y = a^x$（$a > 0$，$a \neq 1$）

（1）指数函数的定义域为 $(-\infty, +\infty)$，值域为 $(0, +\infty)$.

（2）指数函数的图形详见图 1.10.

当 $a > 1$ 时，函数为单调递增；

当 $0 < a < 1$ 时，函数为单调递减.

无论 $a$ 为何值（$a > 0$，$a \neq 1$），函数图形都过点 $(0, 1)$.

函数 $a^x$ 与 $\left(\dfrac{1}{a}\right)^x$ 的图形关于 $y$ 轴对称.

**3.** 对数函数（**logarithmic function**）　$y = \log_a x$（$a > 0$，$a \neq 1$）

（1）对数函数的定义域为 $(0, +\infty)$，值域为 $(-\infty, +\infty)$.

（2）对数函数图形详见图 1.11.

当 $a > 1$ 时，函数为单调递增；

当 $0 < a < 1$ 时，函数为单调递减.

无论 $a$ 为何值（$a > 0$，$a \neq 1$），函数图形都过点 $(1, 0)$.

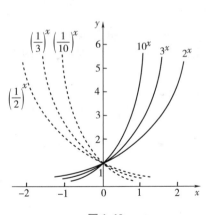

图 1.10

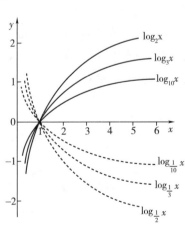

图 1.11

（3）对数函数和指数函数互为反函数：常用的对数有以 10 为底和以 e 为底的．前者称为常用对数，后者称为自然对数．自然对数 $\log_e x$ 简记为 $\ln x$（$e = 2.71828\cdots$）．

**4. 幂函数（power function）　$y = x^\alpha$**

（1）幂函数的定义域：要视幂指数取值而定．

当 $\alpha$ 为正整数时，定义域为（$-\infty$，$+\infty$）；

当 $\alpha$ 为负整数时，定义域为（$-\infty$，0）$\cup$（0，$+\infty$）；

当 $\alpha$ 为既约正分数，且分母为偶数时，定义域为 [0，$+\infty$）；分母为奇数时，定义域为（$-\infty$，$+\infty$）；

当 $\alpha$ 为既约负分数，且分母为偶数时，定义域为（0，$+\infty$）；分母为奇数时，定义域为（$-\infty$，0）$\cup$（0，$+\infty$）；

当 $\alpha$ 为零时，定义域为（$-\infty$，0）$\cup$（0，$+\infty$）．

（2）幂函数在第一象限内的图形见图 1.12.

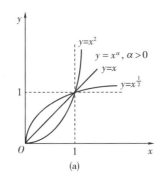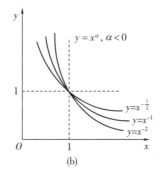

图 1.12

当 $\alpha > 0$ 时函数是单调递增的；当 $\alpha < 0$ 时函数是单调递减的；不论 $\alpha$ 为何值，函数图形都过点（1，1）．

**5. 三角函数（trigonometric function）**　常用的三角函数有：正弦函数 $y = \sin x$、余弦函数 $y = \cos x$、正切函数 $y = \tan x\left( = \dfrac{\sin x}{\cos x}\right)$、余切函数 $y = \cot x\left( = \dfrac{1}{\tan x}\right)$．正弦函数和余弦函数的定义域都是（$-\infty$，$+\infty$），值域都是 [$-1$，1]，见图 1.13. 正切函数和余切函数都是以 $\pi$ 为周期的周期函数，正切函数 $y = \tan x$ 的定义域 $D = \left\{x \mid x \in \mathbf{R},\ x \neq (2n+1)\dfrac{\pi}{2},\ n \in \mathbf{Z}\right\}$，余切函数 $y = \cot x$ 的定义域 $D = \{x \mid x \in \mathbf{R},\ x \neq n\pi,\ n \in \mathbf{Z}\}$，它们的值域都是（$-\infty$，$+\infty$），见图 1.14.

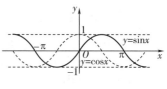

图 1.13

微积分中还常用到另外两种三角函数：正割函数 $y = \sec x$ 以及余割函数 $y = \csc x$，它们的定义分别为 $y = \sec x = \dfrac{1}{\cos x}$ 以及 $y = \csc x = \dfrac{1}{\sin x}$．

**6. 反三角函数（antitrigonometric function）**　反三角函数是三角函数的反函数，常用的三角函数有以下四种．

（1）反正弦函数 $y = \arcsin x$，定义域是 [$-1$，1]，值域是 $\left[-\dfrac{\pi}{2},\ \dfrac{\pi}{2}\right]$（图 1.14）．

（2）反余弦函数 $y = \arccos x$，定义域是 [$-1$，1]，值域是 [0，$\pi$]（图 1.15）．

（3）反正切函数 $y = \arctan x$，定义域是（$-\infty$，$+\infty$），值域是 $\left(-\dfrac{\pi}{2},\ \dfrac{\pi}{2}\right)$，直线 $y = -\dfrac{\pi}{2}$ 及 $y = \dfrac{\pi}{2}$

为其两条水平渐近线（图 1.16）.

（4）反余切函数 $y = \mathrm{arccot}x$，定义域是 $(-\infty, +\infty)$，值域是 $(0, \pi)$，直线 $y = 0$ 及 $y = \pi$ 为其两条水平渐近线（图 1.17）.

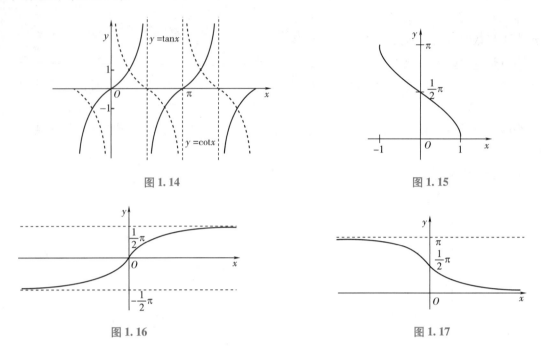

图 1.14                    图 1.15

图 1.16                    图 1.17

以上六种函数统称为**基本初等函数**.

## 二、复合函数

对于复合函数（composite function），举个例子.

在中学数学中，遇到过如 $y = \sqrt{1 - x^2}$ 的函数，它可以看作是由 $y = \sqrt{u}$、$u = 1 - x^2$ 经过代入运算所得到的复合函数.

一般地，有如下定义.

**定义 1.3**  若 $y$ 是 $u$ 的函数 $y = f(u)$，而 $u$ 又是 $x$ 的函数 $u = \varphi(x)$，当 $x$ 在某一区间上取值时，相应的 $u$ 值可使 $y = f(u)$ 都有定义，则称 $y$ 是 $x$ 的复合函数，记为 $y = f[\varphi(x)]$. 其中，$u$ 称为中间变量.

复合函数不仅可由两个函数，而且可由多个函数复合而成.

**例 1.8**  分别求由函数 $y = u^2$ 与 $u = \sin x$ 构成的复合函数；以及由函数 $y = \sin u$ 与 $u = x^2$ 构成的复合函数.

**解**  （1）由函数 $y = u^2$ 与 $u = \sin x$ 构成的复合函数是 $y = \sin^2 x$.

（2）由函数 $y = \sin u$ 与 $u = x^2$ 构成的复合函数是 $y = \sin(x^2)$.

**简单函数**  由常数及基本初等函数经过有限次的四则运算所得到的函数称为简单函数.

求由多个简单函数生成的复合函数，只需将各中间变量依次替换或代入. 例如，设 $y = u^2$、$u = \mathrm{arctan}v$、$v = \mathrm{e}^x$，则复合函数 $y = (\mathrm{arctan}\mathrm{e}^x)^2$. 同样可以将一个复合函数分解为一串简单函数. 例如，$y = \mathrm{lnsin}\left(2x - \dfrac{\pi}{4}\right)$ 可看作由 $y = \ln u$、$u = \sin v$、$v = 2x - \dfrac{\pi}{4}$ 复合而成的.

必须注意，不是任何两个函数都能够复合成一个复合函数. 例如，$y = \mathrm{arcsin}u$、$u = 2 + x^2$ 就不能复合成一个复合函数. 因为对于 $u = 2 + x^2$ 的定义域 $(-\infty, +\infty)$ 内任何 $x$ 值所对应的 $u$ 值（都大于或等于 2），都不能使 $y = \mathrm{arcsin}u$ 有意义.

### 三、初等函数

由基本初等函数（elementary function）经过有限次四则运算和有限次的复合步骤而成，且仅用一个式子表示的函数，称为**初等函数**.

例如，$y = \ln(1 + \sqrt{1 + x^2})$、$y = \arctan\sqrt{\dfrac{1 + \sin x}{1 - \sin x}}$、$y = \dfrac{e^x}{x^2}$ 都是初等函数. 一般的分段函数虽不是初等函数，但在不同段内的表达式，通常都用初等函数表示.

### *四、双曲函数

在工程技术等应用问题中，常常遇到下列几种函数，统称为**双曲函数**（hyperbolic function）.

双曲正弦　$\sinh x = \dfrac{e^x - e^{-x}}{2}$（图 1.18）

双曲余弦　$\cosh x = \dfrac{e^x + e^{-x}}{2}$（图 1.18）

双曲正切　$\tanh x = \dfrac{\sinh x}{\cosh x} = \dfrac{e^x - e^{-x}}{e^x + e^{-x}}$（图 1.19）

双曲余切　$\coth x = \dfrac{\cosh x}{\sinh x} = \dfrac{e^x + e^{-x}}{e^x - e^{-x}}$（图 1.19）

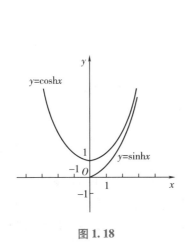

图 1.18

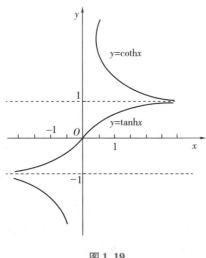

图 1.19

双曲正弦的定义域为（$-\infty$，$+\infty$），它是奇函数，它的图形过原点且关于原点对称.

双曲余弦的定义域为（$-\infty$，$+\infty$），它是偶函数，它的图形过点（0，1）且关于 $y$ 轴对称.

双曲正切的定义域为（$-\infty$，$+\infty$），它是奇函数，它的图形过原点且关于原点对称，夹在水平直线 $y = 1$ 和 $y = -1$ 之间.

双曲余切的定义域为（$-\infty$，0)$\cup$(0，$+\infty$），它是奇函数，它的图形关于原点对称，在水平直线 $y = 1$ 和 $y = -1$ 之外.

### *五、生命科学中几个常见的函数

**1. 电刺激强度阈值－刺激时间关系曲线**　对机体通电时，具有电流强度、通电时间和电流强度变化率三个因素，这三个因素称为电刺激的三要素.

电刺激时，刺激的强弱可用通电（刺激）时间和通电电流（电压）的强度来表示. 引发神经纤维兴奋所需的最小的电流强度与其通电时间的关系是：通电时间（如为方波电流则指其波宽）越短时，所需的电流越强；通电时间越长时，电流则越弱．此关系可用双曲线函数表示，称为电刺激强度阈值－刺激时间关系曲线（图1.20）．

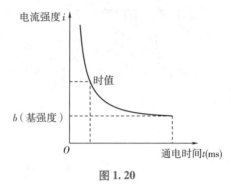

图1.20

在神经、肌肉生理学中 Weiss 定理表示如下．

$$i = \frac{a}{t} + b$$

式中，$i$ 为电流强度；$t$ 为通电时间；$a$、$b$ 是常数，$b$ 称为基强度或阈强度．

**2. Michaelis 曲线**　细胞中的生化反应都涉及酶的直接参与，酶学家 Michaelis 和 Menten（1913）认为酶（E）和底物（S）的作用开始时，可逆地反应生成复合体（C），然后又分解成自由酶和一个或几个生成物（P），可用反应式示意如下：

$$E + S \Longleftrightarrow C \longrightarrow E + P$$

假定上述反应式，前式的反应要比后式的反应迅速得多，那么，E、S、C 之间总是保持平衡，根据质量作用定律可得下列 Michaelis – Menten 方程：

$$V = \frac{V_m S}{S + K_m}$$

有时也可写成

$$\frac{1}{V} = \frac{1}{V_m} + \frac{K_m}{V_m S}$$

的形式．式中，$V$ 为反应速度；$V_m$ 为最大反应速度；$S$ 为底物浓度；$K_m$ 为 Michaelis 常数．上式可用一条直角双曲线表示（图1.21）．随着 $S$ 的增加，$V$ 逐渐逼近于最大值 $V_m$．

**3. 相对生长曲线（幂函数增长率）**　Huxley 于 1924 年首先奠定了相对生长定量分析的基础，他以幂函数关系式

$$y = bx^k$$

表达整个有机体的生长与其部分或与其器官的生长的相关关系，明确提出相对生长的一般定律．$x$ 和 $y$ 可分别表示其重量或长度，$b$ 表示已知初始生长指数，$k$ 表示平衡常数（图1.22）．

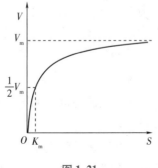

图1.21

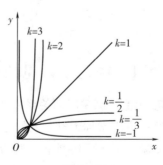

图1.22

#### 4. 指数函数

（1）放射性物质的衰减　放射性物质的放射过程中，在任何时间 $t$，原子粒残存数与总数之比为 $e^{-\lambda t}$，其中 $\lambda$ 是一个常数，称为衰变常数．假设初始的原子粒总数为 $N$，经过时间 $t$ 后，则残存原子粒数 $n$ 可用下式表示．

$$n = Ne^{-\lambda t}$$

（2）肌内注射的血药浓度 – 时间曲线　1949 年 E. Heinz 进行了一项重要的临床应用的理论研究，他阐明药物经肌肉注入机体后，在时间 $t$ 时，血液中的血药浓度 $y$ 可用下式表示．

$$y = \frac{A}{\sigma_2 - \sigma_1}(e^{-\sigma_1 t} - e^{-\sigma_2 t})$$

式中，$A$、$\sigma_1$ 和 $\sigma_2$ 为 $E$ 的常数，并且 $\sigma_2 > \sigma_1$，函数 $y$ 的图形如图 1.23 所示．

（3）Gauss 曲线　在误差理论中，曾出现过如下函数表达式．

$$y = e^{-\frac{x^2}{\sigma^2}} \quad (\sigma \text{ 为正常数})$$

上式曲线称为 Gauss 曲线，有时也写成如下形式．

$$y = \frac{1}{\sqrt{2\pi}\sigma}e^{-\frac{(x-\mu)^2}{2\sigma^2}} \quad (\mu \text{、} \sigma \text{ 均为正常数})$$

亦称正态分布曲线，如图 1.24.

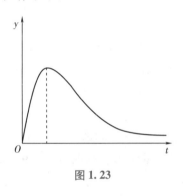

图 1.23

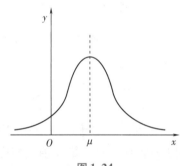

图 1.24

（4）"单分子"曲线——饱和曲线　在化学中的单分子反应理论中，获得以下函数．

$$W = \frac{W_0}{1-b}(1 - be^{-kt})$$

式中，$W_0$、$b$ 和 $k$ 为正的常数，且 $b < 1$，所对应的曲线称为"单分子"曲线或饱和曲线（图 1.25）.

（5）Logistic 曲线　荷兰生物数学家 Verhulst 在 1939 年首先研究了生物群体总数的生长规律，用下式方程表示．

$$W = W_0\frac{1+b}{1+be^{-kt}} \quad (b > 0)$$

上述方程，称为 Logistic 方程，又称 Logistic 生长模型，其函数曲线如图 1.26 所示．

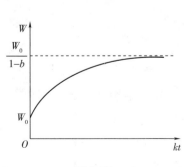

图 1.25

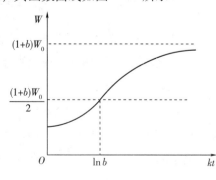

图 1.26

（6）Gompertz 曲线　许多学者发现，人和动物的实体瘤只在较短时间内符合指数生长的规律，而在较长的观察时间内，肿瘤的生长曲线逐渐趋向平坦．按 Gompertz 生长曲线进行，可表示成下列函数关系式．

$$W = a\mathrm{e}^{-b\mathrm{e}^{-kt}}$$

式中，$a$、$b$ 和 $k$ 均为正的常数，曲线如图 1.27 所示．

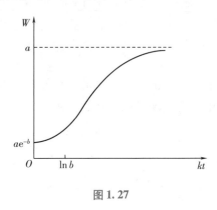

图 1.27

## *六、曲线的直线化

在医药科学定量研究中，常常需要寻找实验数据所遵循的函数关系——经验公式．在许多实际问题中，两个变量之间的函数关系可能不是线性的．譬如，有些生物的生长曲线，血药浓度与时间的关系曲线呈非线性．要建立经验公式首先要将它们转化为线性函数来研究．曲线的直线化是建立经验公式的一种有效方法．

例如，曲线 $y^2 = 9 - 4x^2$（$x \geq 0$，$y \geq 0$）的图形是椭圆在第一象限的部分，它可用描点法作图［图 1.28（a）］．如果以 $x^2$ 值作为自变量 $X$ 值，相应的 $y^2$ 值为因变量 $Y$ 值，则曲线 $y^2 = 9 - 4x^2$ 变为 $Y = 9 - 4X$，其图形是直角坐标系 $XOY$ 中的一条直线［图 1.28（b）］．

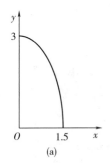
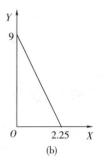

图 1.28

这种通过坐标变换使在旧坐标系中的曲线变成新坐标系中直线的方法叫曲线的**直线化**．在医学检验中，需要直线化的曲线最常见的有两种，现分别介绍如下．

（1）指数函数型曲线的直线化　指数函数 $y = a\mathrm{e}^{bx}$（$a > 0$）的图形是一条曲线［图 1.29（a）］．对 $y = a\mathrm{e}^{bx}$ 两边取常用对数，得 $\lg y = bx\lg \mathrm{e} + \lg a$ 即 $\lg y = 0.4343bx + \lg a$．若令 $Y = \lg y$，则原方程变为直线方程 $Y = 0.4343bx + \lg a$．它在以 $x$ 为横轴、$Y$ 为纵轴的直角坐标系中的图形是直线［图 1.29（b）］．

（2）幂函数型曲线的直线化　对于幂函数 $y = ax^b$，下面讨论 $a > 0$，$x > 0$ 时的情形．对上式取常用对数，得 $\lg y = b\lg x + \lg a$．令 $X = \lg x$，$Y = \lg y$，则它在新坐标系 $XOY$ 中为一直线 $Y = bX + \lg a$．

例 **1.9** 将函数 $y = 2x^{\frac{3}{2}}$（$x > 0$）直线化.

**解** 对 $y = 2x^{\frac{3}{2}}$ 两边取常用对数，得

$$\lg y = \frac{3}{2}\lg x + \lg 2$$

令 $X = \lg x$，$Y = \lg y$，则上式为

$$Y = \frac{3}{2}X + \lg 2$$

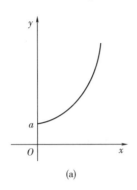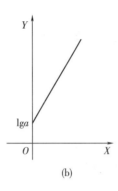

图 1.29

则函数函数 $y = 2x^{\frac{3}{2}}$（$x > 0$）直线化为 $Y = \frac{3}{2}X + \lg 2$.

曲线的直线化在医用统计及药物代谢动力学中经常用到.

⊕ **知识链接**

### 勒内·笛卡尔的数学精神

　　理性精神是数学的主要特征，数学是关于现实世界数量关系和空间形式的科学，它的研究对象是通过抽象与概括、归纳与演绎、分析与推理、逻辑与直觉等理性思维得到的，它既遵循形式逻辑，同时又离不开辩证逻辑与辩证思维.创新精神是数学精神的核心，也是新世纪对人才培养的基本要求.数学是人类经历的上万年的漫长探索与研究逐渐积累而成的，一代又一代的数学家为此付出了艰辛的能力，同时也逐渐形成了他们的集体人格.

　　勒内·笛卡尔（Rene Descartes，1596—1650）对现代数学的发展做出了重要的贡献，因其将几何坐标体系公式化而被认为是解析几何之父.笛卡尔最为世人熟知的是其作为数学家的成就.他于1637年发明了现代数学的基础工具之一：坐标系，将几何和代数相结合，创立了解析几何学.同时，他也推导出了笛卡尔定理等几何学公式.值得一提的是，著名的心形线方程也是由笛卡尔提出的.

**目标检测**

答案解析

1. 已知 $f(x)$ 的定义域是 $[1, 2]$，求 $f\left(\dfrac{1}{x+1}\right)$ 的定义域.

2. 判断下列各组函数是否相同？为什么？

（1）$f(x)=x$，$g(x)=e^{\ln x}$ 　　　　　　（2）$f(x)=|x|$，$u(t)=\sqrt{t^2}$

（3）$f(x)=\sqrt{\dfrac{x+1}{x+2}}$，$g(x)=\dfrac{\sqrt{x+1}}{\sqrt{x+2}}$

3. 判断下列函数的奇偶性.

（1）$y=\dfrac{a^x+a^{-x}}{2}$　$(a>1)$ 　　　　（2）$y=x(x+2)(x-2)$

（3）$y=x^3+\cos x$

4. 求下列函数的反函数并给出其反函数的定义域.

（1）$y=\dfrac{1-x}{1+x}$ 　　　　　　　　（2）$y=2\sin 3x$，$x\in\left[-\dfrac{\pi}{6},\dfrac{\pi}{6}\right]$

（3）$y=1+\log_a(x+2)$ 　　　　　　　（4）$y=\dfrac{e^x}{e^x+1}$

5. 下列各组函数中哪些能构成复合函数？能构成复合函数的，写出复合函数；不能的说明理由.

（1）$y=\sqrt{u}$，$u=2+v^2$，$v=\cos x$ 　　（2）$y=\sqrt{u}$，$u=\sin x-2$

（3）$y=\lg u$，$u=x^2+5$

6. 将下列复合函数分解为基本初等函数，或基本初等函数的和、差、积、商.

（1）$y=\sqrt{\sin^3(x-1)}$ 　　　　　　　（2）$y=3\ln\left(1+\sqrt{1+x^2}\right)$

（3）$y=e^{-x^2}$ 　　　　　　　　　　　（4）$y=\arccos\left(\dfrac{x}{a}+1\right)^2$

（5）$y=5^{(x^2+1)^4}$ 　　　　　　　　　（6）$y=\sin\left[\tan(x^2+x-1)\right]$

7. 设 $f(x)=\begin{cases}1,&|x|<1\\0,&|x|=1\\-1,&|x|>1\end{cases}$，$g(x)=e^x$，求 $f[g(x)]$ 和 $g[f(x)]$.

书网融合……

本章小结　　　　　　微课1　　　　　　微课2

# 第二章 极 限

📖 **学习目标**

　　1. **掌握**　数列极限、函数极限、极限的概念、无穷小量的概念、函数连续性的概念、极限的运算法则、两个重要极限、无穷小量阶的比较.

　　2. **熟悉**　极限存在准则、函数间断点及其分类、闭区间上连续函数的性质.

　　3. **了解**　极限的思想方法、无穷小量与无穷大量的关系、等价无穷小的概念.

　　4. **学会**　应用无穷小量的性质求解极限、运用两大重要极限求解极限；会判断函数的连续性.

⇒ **案例引导**

　　**案例**　在圆的面积公式被发现之前，人们是如何估计圆面积大小的呢？三国时期（公元前 3 世纪）我国数学家刘徽采用了"无限逼近"的思想，发明了"割圆术"，解决了圆的面积计算这一难题，刘徽也是历史上最先解决这一问题的数学家.

　　讨论：那什么是"割圆术"呢？为了了解这一知识，接下来让我们一起学习极限理论.

# 第一节　极限的概念

PPT

## 一、数列的极限

　　如果按照某一法则，有第 1 个数 $a_1$，第 2 个数 $a_2$，……这样依次排列，使得对应着任何一个正整数 $n$ 有一个确定的数 $a_n$，那么，这列有次序的数

$$a_1, a_2, \cdots, a_n, \cdots$$

就叫作**数列**（series），数列中的每一个数叫数列的**项**，第 $n$ 项 $a_n$ 叫作数列的**一般项**（general term），或**通项**. 例如

$$1, 3, 5, 7, \cdots;$$

$$-1, -\frac{1}{4}, -\frac{1}{9}, -\frac{1}{16}, \cdots;$$

$$-3, -9, -27, -81, \cdots;$$

$$2, \frac{3}{2}, \frac{4}{3}, \frac{5}{4}, \cdots;$$

都是数列的例子，它们的一般项依次为

$$2n-1, \quad -\frac{1}{n^2}, \quad -3^n, \quad \frac{n+1}{n}.$$

　　可将数列 $a_1, a_2, a_3, \cdots, a_n, \cdots$ 简记为数列 $\{a_n\}$.

对于数列 $\{a_n\}$，

1. 若有 $a_1 \leqslant a_2 \leqslant \cdots \leqslant a_n \leqslant a_{n+1} \leqslant \cdots$，则称该数列为**单调递增数列**；反之，若有 $a_1 \geqslant a_2 \geqslant \cdots \geqslant a_n \geqslant a_{n+1} \geqslant \cdots$ 则称该数列为**单调递减数列**. 例如，数列 $\{2n-1\}$、$\left\{-\dfrac{1}{n^2}\right\}$ 为单调递增数列，而数列 $\{-3^n\}$、$\left\{\dfrac{n+1}{n}\right\}$ 为单调递减数列.

2. 若存在正数 $M$，使得一切 $a_n$，均有 $|a_n| \leqslant M$ 成立，则称数列 $\{a_n\}$ **有界**. 若这样的正数 $M$ 不存在，就称数列**无界**. 例如，数列 $\left\{-\dfrac{1}{n^2}\right\}$、$\left\{\dfrac{n+1}{n}\right\}$ 都是有界数列，而数列 $\{2n-1\}$、$\{-3^n\}$ 都是无界数列.

我们现在讨论这样的数列 $\{a_n\}$，当 $n$ 无限增大时（即 $n\to\infty$ 时），对应的 $a_n$ 是否能无限接近于某个确定的数值？如果可以的话，这个数值等于多少？

极限概念是由求某些实际问题的精确解而产生的. 例如，我国古代数学家刘徽（公元 3 世纪）为求圆的面积创立的"割圆术"，就是早期极限思想的体现.

为了得到圆的面积，利用圆内接正多边形的面积去逼近圆的面积（图2.1）. 首先作内接正 6 边形，其面积记为 $A_1$；再作内接正 12 边形，其面积记为 $A_2$；然后作内接正 24 边形，其面积记为 $A_3$；依次下去，每次边数加倍. 一般地，把内接正 $6 \times 2^{n-1}$ 边形的面积记为 $A_n$（$n$ 为正整数）. 这样，就得到一系列内接正多边形的面积

$$A_1, \ A_2, \ A_3, \ \cdots, \ A_n, \ \cdots$$

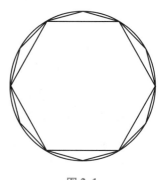

图 2.1

它们构成一个数列，记作 $\{A_n\}$. 显然，边数 $n$ 越大，内接正多边形的面积就越接近圆的面积，从而以 $A_n$ 作为圆面积的近似值也就越精确. 但无论 $n$ 取多大，只要 $n$ 是确定的，$A_n$ 终究只是多边形的面积而不是圆的面积. 可以设想，当 $n$ 无限增大（记为 $n\to\infty$，读作 $n$ 趋于无穷大）时，即内接正多边形的边数无限增加时，内接正多边形无限接近于圆，同时 $A_n$ 也无限接近于某一确定的数值，这个确定的数值就是圆的面积，称为这个数列 $\{A_n\}$ 是当 $n\to\infty$ 时的极限.

一般地，我们给出下面数列极限的描述性定义.

**定义 2.1**　对于数列 $\{a_n\}$，如果当 $n$ 无限增大时，$a_n$ 无限接近于某一常数 $a$，则称常数 $a$ 为数列 $\{a_n\}$ 的**极限**（limit），或称数列 $\{a_n\}$ **收敛**（convergence）于 $a$，记作

$$\lim_{n\to\infty} a_n = a \quad \text{或} \quad a_n \to a \ (n\to\infty)$$

读作"当 $n$ 趋于无穷大时，$a_n$ 的极限等于 $a$ 或 $a_n$ 趋于 $a$".

如果这样的常数 $a$ 不存在，就说数列 $\{a_n\}$ 没有极限，或称数列 $\{a_n\}$ 是**发散**（divergence）的.

例如，当 $n\to\infty$ 时，$-\dfrac{1}{n^2}$ 无限接近于常数 $0$，所以 $0$ 是数列 $\left\{-\dfrac{1}{n^2}\right\}$ 的极限，或说数列 $\left\{-\dfrac{1}{n^2}\right\}$ 收敛于 $0$，即 $\lim\limits_{n\to\infty}\left(-\dfrac{1}{n^2}\right) = 0$；当 $n\to\infty$ 时，$\dfrac{n+1}{n}$ 无限接近于常数 $1$，所以 $1$ 是数列 $\left\{\dfrac{n+1}{n}\right\}$ 的极限，即 $\lim\limits_{n\to\infty}\dfrac{n+1}{n} = 1$；但对于数列 $\{(-1)^n\}$ 而言，则找不到一个确定的常数，使得当 $n$ 无限增大时，$(-1)^n$ 能够与该常数无限接近，故数列 $\{(-1)^n\}$ 不存在极限，或称数列 $\{(-1)^n\}$ 是发散的；同样数列 $\{-3^n\}$ 也没有极限.

需要说明的是，数列极限的上述定义只是一个描述性定义，并不是精确定义（或分析定义），若需了解极限的分析定义请参阅其他参考资料. 据此定义我们无法求得某数列的极限，上面几个简单的数列我们可以借助于对其几何（或图像）上的观察来推知该数列的极限.

## 二、函数的极限

实际上，数列 $\{a_n\}$ 可以看作是定义在正整数集（$N^+$）上的特殊函数 $a_n = f(n)$（$n \in N^+$），所以数列的极限可看作函数极限的特殊情形，即当自变量 $n$ 取正整数而无限增大（即 $n \to \infty$）时函数 $a_n = f(n)$ 的极限. 与数列相比，对于函数 $y = f(x)$，自变量的变化过程要复杂一些，通常分如下两种情形：①自变量 $x$ 的绝对值 $|x|$ 无限增大或说趋于无穷大（记作 $x \to \infty$）；②自变量 $x$ 任意地接近有限值 $x_0$ 或说趋于有限值 $x_0$（记作 $x \to x_0$）.

**1. 自变量趋于无穷大时函数的极限**

**定义 2.2** 当自变量 $x$ 的绝对值 $|x|$ 无限增大时，若函数 $y = f(x)$ 无限地趋近于某一常数 $A$，则称常数 $A$ 为函数 $f(x)$ 当 $x$ 趋于无穷大时的**极限**（limit）. 记作

$$\lim_{x \to \infty} f(x) = A \quad \text{或} \quad f(x) \to A \ (x \to \infty)$$

如果这样的常数不存在，那么称 $x \to \infty$ 时 $f(x)$ 没有极限［或称极限 $\lim\limits_{x \to \infty} f(x)$ 不存在］.

例如，从图 2.2 我们可以看出，函数 $f(x) = \dfrac{1}{x}$ 当 $x \to \infty$ 时无限趋近于常数 0，所以有 $\lim\limits_{x \to \infty} \dfrac{1}{x} = 0$；函数 $f(x) = \dfrac{\sin x}{x}$ 当 $x \to \infty$ 时无限趋近于常数 0（图 2.3），所以有 $\lim\limits_{x \to \infty} \dfrac{\sin x}{x} = 0$.

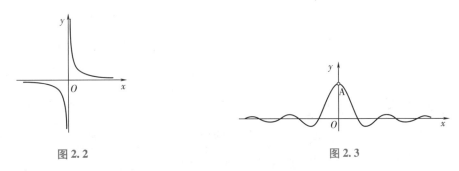

图 2.2　　　　　　　　　　　图 2.3

从几何上看，极限 $\lim\limits_{x \to \infty} f(x) = A$ 表示：随着 $|x|$ 的增大，曲线 $y = f(x)$ 与直线 $y = A$ 越来越接近，即当 $x \to \infty$ 时，曲线 $y = f(x)$ 上点与直线 $y = A$ 上对应点的距离 $|f(x) - A|$ 趋于零.

若自变量 $x$ 取正值而无限增大（在几何上，表现为自变量沿着 $x$ 轴的正向远离坐标原点），我们记作 $x \to +\infty$；若自变量 $x$ 取负值而其绝对值无限增大（在几何上，表现为自变量沿着 $x$ 轴的负向远离坐标原点），我们记作 $x \to -\infty$，类似地可以给出当 $x \to +\infty$ 或 $x \to -\infty$ 时函数极限的定义. 例如显然有

$$\lim_{x \to +\infty} \arctan x = \frac{\pi}{2}, \quad \lim_{x \to -\infty} \arctan x = -\frac{\pi}{2}; \quad \lim_{x \to -\infty} e^x = 0.$$

**例 2.1** 设 $y = \sin x$，当 $x \to \infty$ 时，$\sin x$ 的值在 $+1$ 与 $-1$ 之间摆动，不趋近任何常数，故 $\lim\limits_{x \to \infty} \sin x$ 不存在.

**2. 自变量趋于有限值时函数的极限**　先考察两个具体的例子. 考察函数 $y = x^2$ 当 $x$ 无限接近于 2 时的变化趋势（图 2.4），从图像中，我们看到当 $x$ 趋近于 2 时，$y$ 就趋近于 4，且 $x$ 越接近 2，$y$ 就越接近 4，记作 $x \to 2$，$y = x^2 \to 4$.

再考察函数 $y = \dfrac{x^2 + x - 2}{x - 1}$ 当 $x$ 无限趋近于 1（不等于 1）时的变化趋势. 作函数图像（图 2.5），从图像中可以看出，当 $x \to 1$ 时，$y \to 3$. 因此有 $x$ 趋向于某一常数时，函数极限的描述性定义如下.

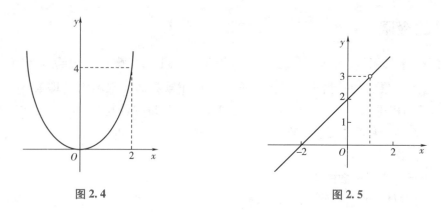

图 2.4　　　　　　　　　　　　　　　　图 2.5

**定义 2.3**　设函数 $f(x)$ 在 $x_0$ 点的某邻域内有定义（在 $x_0$ 处可以没有定义），当自变量 $x$ 以任意方式无限地接近于 $x_0$ 时，若函数 $f(x)$ 无限接近于确定的常数 $A$，则称 $A$ 是函数 $f(x)$ 当 $x$ 趋于 $x_0$ 时的**极限**. 记为

$$\lim_{x \to x_0} f(x) = A \quad 或 \quad f(x) \to A\,(x \to x_0).$$

如果这样的常数不存在，那么称 $x \to x_0$ 时 $f(x)$ 没有极限 [或称极限 $\lim\limits_{x \to x_0} f(x)$ 不存在].

注意 $x \to x_0$ 表示 $x$ 以任意方式无限趋近于 $x_0$，但 $x \neq x_0$. 因此，$f(x)$ 在点 $x_0$ 处是否有极限与它在 $x_0$ 处有无定义无关. 例如，容易看出 $\lim\limits_{x \to 1} \dfrac{x^2 - 1}{x - 1} = 2$，虽然函数 $f(x) = \dfrac{x^2 - 1}{x - 1}$ 在 $x = 1$ 处并无定义.

对于简单的函数，我们可以在几何上观察当自变量有某一变化趋势时函数的变化趋势，从而推知它的极限. 例如，易看出 $\lim\limits_{x \to 1}(2x - 1) = 1$，$\lim\limits_{x \to 0}(2x - 1) = -1$，$\lim\limits_{x \to 3}\dfrac{x^2 - 9}{x - 3} = 6$，$\lim\limits_{x \to 2}\sqrt{x} = \sqrt{2}$，$\lim\limits_{x \to x_0}\sin x = \sin x_0$，$\lim\limits_{x \to 1}\ln x = 0$ 等，这些结果今后可直接使用.

提示：**一切初等函数在其定义区间内某一点的极限值等于它在这一点的函数值**. 即：若 $f(x)$ 是初等函数，其定义区间为 $D$，那么对于任一 $x_0 \in D$，必有

$$\lim_{x \to x_0} f(x) = f(x_0)$$

上述 $x$ 以任意方式趋近于 $x_0$ 的极限过程包括 $x$ 既从 $x_0$ 的左侧（小于 $x_0$）趋于 $x_0$，也从 $x_0$ 的右侧（大于 $x_0$）趋于 $x_0$. 在实际应用中，我们有时需要考虑 $x$ 仅从 $x_0$ 的左侧趋于 $x_0$（记作 $x \to x_0^-$）的情形，或 $x$ 仅从 $x_0$ 的右侧趋于 $x_0$（记作 $x \to x_0^+$）的情形.

**定义 2.4**　如果当 $x$ 从 $x_0$ 的左侧趋于 $x_0$ 时，函数 $f(x)$ 无限趋近于常数 $A$，则称常数 $A$ 为函数 $f(x)$ 在 $x_0$ 点的**左极限**（left-hand limit），记为

$$\lim_{x \to x_0^-} f(x) = A \quad 或 \quad f(x_0^-) = A$$

类似地，如果当 $x$ 从 $x_0$ 的右侧趋于 $x_0$ 时，函数 $f(x)$ 无限趋近于常数 $A$，则称常数 $A$ 为函数 $f(x)$ 在 $x_0$ 点的**右极限**（right-hand limit），记为

$$\lim_{x \to x_0^+} f(x) = A \quad 或 \quad f(x_0^+) = A$$

左极限与右极限统称为**单侧极限**. 容易看出：**函数 $f(x)$ 当 $x \to x_0$ 时极限存在的充分必要条件为函数在 $x_0$ 点的左、右极限都存在且相等**，即

$$\lim_{x \to x_0} f(x) = A \Longleftrightarrow \lim_{x \to x_0^-} f(x) = \lim_{x \to x_0^+} f(x) = A$$

因此，若至少有一个单侧极限不存在，或者，虽然左、右极限都存在但是二者不相等，则极限 $\lim\limits_{x \to x_0} f(x)$ 不存在. 对于分段函数，在分段点处的极限常需要考虑单侧极限，并依据此结论做出判断.

**例 2.2** 设函数 $f(x) = \dfrac{|x|}{x}$，证明 $\lim\limits_{x\to 0} f(x)$ 不存在.

**解** 该函数为

$$f(x) = \begin{cases} 1, & x > 0, \\ -1, & x < 0. \end{cases}$$

在分段点 $x = 0$ 的左、右两侧函数的表达式不同，因而需要考虑单侧极限. 因为

$$\lim_{x\to 0^-} f(x) = \lim_{x\to 0^-} \frac{|x|}{x} = \lim_{x\to 0^-}(-1) = -1, \quad \lim_{x\to 0^+} f(x) = \lim_{x\to 0^+} \frac{|x|}{x} = \lim_{x\to 0^+} 1 = 1,$$

因此 $\lim\limits_{x\to 0^-} f(x) \neq \lim\limits_{x\to 0^+} f(x)$，所以极限 $\lim\limits_{x\to 0} \dfrac{|x|}{x}$ 不存在.

**例 2.3** 设 $f(x) = \begin{cases} x+1, & -\infty < x < 0, \\ x^2, & 0 \leq x \leq 1, \\ 1, & x > 1. \end{cases}$ 求 $\lim\limits_{x\to 0} f(x)$、$\lim\limits_{x\to 1} f(x)$ 及 $\lim\limits_{x\to -1} f(x)$.

**解** （1）因函数在 $x = 0$ 点的左右两侧表达式不同，需要考虑单侧极限. 因为

$$\lim_{x\to 0^-} f(x) = \lim_{x\to 0^-}(x+1) = 1, \quad \lim_{x\to 0^+} f(x) = \lim_{x\to 0^+} x^2 = 0,$$

$\lim\limits_{x\to 0^-} f(x) \neq \lim\limits_{x\to 0^+} f(x)$，即左右极限虽然都存在但是不相等，所以 $\lim\limits_{x\to 0} f(x)$ 不存在.

（2）因函数在 $x = 1$ 点的左右两侧表达式不同，需要考虑单侧极限. 因为

$$\lim_{x\to 1^-} f(x) = \lim_{x\to 1^-} x^2 = 1, \quad \lim_{x\to 1^+} f(x) = \lim_{x\to 1^+} 1 = 1,$$

故有 $\lim\limits_{x\to 1^-} f(x) = \lim\limits_{x\to 1^+} f(x) = 1$，所以 $\lim\limits_{x\to 1} f(x) = 1$.

（3）$\lim\limits_{x\to -1} f(x) = \lim\limits_{x\to -1}(x+1) = 0$

请读者思考求函数在 $x = -1$ 点的极限时为什么不需讨论单侧极限.

为方便后面的讨论，我们不加证明地介绍函数极限的一条重要性质，称为**极限的局部保号性**：在自变量的某一局部变化范围内，函数值 $f(x)$ 与其极限值 $A$ 保持相同的符号. 即若 $\lim\limits_{x\to x_0} f(x) = A$，且 $A > 0$（或 $A < 0$），那么在 $x_0$ 点的某邻域内有 $f(x) > 0$［或 $f(x) < 0$］；若在 $x_0$ 点的某去心邻域内有 $f(x) \geq 0$［或 $f(x) \leq 0$］，则其极限值 $A \geq 0$（或 $A \leq 0$）.

此结论对于自变量的任一变化过程都成立.

# 第二节 极限的运算法则

PPT

## 一、极限的四则运算法则

极限的定义并未提供求极限的方法. 下面，我们建立极限的四则运算法则，利用该法则可以求出一些简单的函数的极限. 为方便表述，我们引入记号"lim"，极限号下面没有注明极限过程，表明结论对于六种形式的极限，即 $\lim\limits_{x\to x_0} f(x)$、$\lim\limits_{x\to x_0^-} f(x)$、$\lim\limits_{x\to x_0^+} f(x)$、$\lim\limits_{x\to \infty} f(x)$、$\lim\limits_{x\to +\infty} f(x)$ 以及 $\lim\limits_{x\to -\infty} f(x)$ 中的任意一种形式都成立.

**定理 2.1** 假设 $\lim f(x) = A$，$\lim g(x) = B$，则有

（1）$\lim[f(x) \pm g(x)] = \lim f(x) \pm \lim g(x) = A \pm B$

（2）$\lim[f(x) \cdot g(x)] = \lim f(x) \cdot \lim g(x) = A \cdot B$

（3）$\lim \dfrac{f(x)}{g(x)} = \dfrac{\lim f(x)}{\lim g(x)} = \dfrac{A}{B} \quad (B \neq 0)$

证明略. 将该定理中的函数换为数列, 便相应得到数列极限的四则运算法则.

法则 (1) 与 (2) 可以推广到有限多个函数也成立. 并且容易得到法则 (2) 的两个推论.

**推论 1** 若 $\lim f(x)$ 存在, $C$ 为常数, 则有 $\lim[Cf(x)] = C\lim f(x)$.

这个结果可用语言表述为: 常数因子可以提到极限号的外面.

**推论 2** 若 $\lim f(x)$ 存在, $n$ 为正整数, 则有 $\lim[f(x)]^n = [\lim f(x)]^n$.

应用极限的四则法则求极限时, 要注意法则成立的条件必须满足: 对于法则 (1) (2), 要求各函数的极限都存在; 对于商的极限法则 (3) 而言, 除要求分子及分母函数的极限都存在, 还要求分母函数的极限不等于0. 如果上述条件之一不满足, 则相应的法则不成立或说法则失效.  📱微课

**例 2.4** 求 $\lim\limits_{x \to -1}(3x^2 - 2x + 1)$.

**解** 根据函数极限的四则运算法则 (1)、推论1及推论2, 易得

$$\lim\limits_{x \to -1}(3x^2 - 2x + 1) = \lim\limits_{x \to -1}3x^2 - \lim\limits_{x \to -1}2x + \lim\limits_{x \to -1}1$$
$$= 3(\lim\limits_{x \to -1}x)^2 - 2\lim\limits_{x \to -1}x + 1 = 3 \cdot (-1)^2 - 2 \cdot (-1) + 1 = 6$$

一般地, 对于多项式函数 $f(x) = a_0 x^n + a_1 x^{n-1} + \cdots + a_{n-1}x + a_n$ (其中 $a_0, a_1, \cdots, a_n$ 均为常数, 且 $a_0 \neq 0$), 根据极限的四则运算法则 (1)、推论1及推论2, 容易求得

$$\lim\limits_{x \to x_0}f(x) = a_0(\lim\limits_{x \to x_0}x)^n + a_1(\lim\limits_{x \to x_0}x)^{n-1} + \cdots + a_{n-1}\lim\limits_{x \to x_0}x + a_n$$
$$= a_0 x_0^n + a_1 x_0^{n-1} + \cdots + a_{n-1}x_0 + a_n = f(x_0)$$

**例 2.5** 求 $\lim\limits_{x \to 2}\dfrac{x^3 - 1}{x^2 - 3x + 5}$.

**解** 分子、分母均为多项式函数, 极限值即为函数值, 且分母函数在 $x = 2$ 处的极限值不为零, 故满足商的极限法则 (3) 所要求的条件, 于是

$$\lim\limits_{x \to 2}\frac{x^3 - 1}{x^2 - 3x + 5} = \frac{\lim\limits_{x \to 2}(x^3 - 1)}{\lim\limits_{x \to 2}(x^2 - 3x + 5)} = \frac{2^3 - 1}{2^2 - 3 \cdot 2 + 5} = \frac{7}{3}$$

**例 2.6** 求 $\lim\limits_{x \to \frac{\pi}{2}}\dfrac{x\sin x - 2\cos x}{x^2}$.

**解** 显然, 分母、分子的极限都存在, 且分母的极限不为零. 根据极限商的运算法则 (3), 有

$$\lim\limits_{x \to \frac{\pi}{2}}\frac{x\sin x - 2\cos x}{x^2} = \frac{\lim\limits_{x \to \frac{\pi}{2}}(x\sin x - 2\cos x)}{\lim\limits_{x \to \frac{\pi}{2}}(x^2)}$$
$$= \frac{\lim\limits_{x \to \frac{\pi}{2}}x \cdot \lim\limits_{x \to \frac{\pi}{2}}\sin x - 2\lim\limits_{x \to \frac{\pi}{2}}\cos x}{\left(\lim\limits_{x \to \frac{\pi}{2}}x\right)^2} = \frac{\frac{\pi}{2} \cdot 1 - 2 \cdot 0}{\left(\frac{\pi}{2}\right)^2} = \frac{2}{\pi}$$

**例 2.7** 求 $\lim\limits_{x \to 1}\dfrac{x^2 - 1}{x^2 + 2x - 3}$.

**解** 观察到当 $x \to 1$ 时, 分母的极限是零: $\lim\limits_{x \to 1}(x^2 + 2x - 3) = 0$ [这时商的极限法则 (3) 失效], 但注意到分子的极限也是零: $\lim\limits_{x \to 1}(x^2 - 1) = 0$, 而分子与分母有公因式 $x - 1$. 极限过程是 $x \to 1$, 但 $x \neq 1$, 从而 $x - 1 \neq 0$, 可先约去这个不为零的公因式 $(x - 1)$ 后再求极限:

$$\lim\limits_{x \to 1}\frac{x^2 - 1}{x^2 + 2x - 3} = \lim\limits_{x \to 1}\frac{(x - 1)(x + 1)}{(x - 1)(x + 3)} = \lim\limits_{x \to 1}\frac{x + 1}{x + 3} = \frac{2}{4} = \frac{1}{2}$$

**例 2.8** 求下列极限.

$$(1)\ \lim_{x\to\infty}\frac{x-1}{4x^2-1} \qquad\qquad (2)\ \lim_{x\to\infty}\frac{3x^2+1}{2x^2+x+1}$$

**解** （1）当 $x\to\infty$ 时，分子分母都趋向于无穷大，即极限都不存在，因此，不能直接用定理 2.1 中的结论（3）. 故先把原分式的分子分母同时除以分母的最高次幂 $x^2$，然后求极限，得

$$\lim_{x\to\infty}\frac{x-1}{4x^2-1}=\lim_{x\to\infty}\frac{\dfrac{1}{x}-\dfrac{1}{x^2}}{4-\dfrac{1}{x^2}}=\frac{\lim_{x\to\infty}\left(\dfrac{1}{x}-\dfrac{1}{x^2}\right)}{\lim_{x\to\infty}\left(4-\dfrac{1}{x^2}\right)}=\frac{0}{4}=0$$

$$(2)\ \lim_{x\to\infty}\frac{3x^2+1}{2x^2+x+1}=\lim_{x\to\infty}\frac{3+\dfrac{1}{x^2}}{2+\dfrac{1}{x}+\dfrac{1}{x^2}}=\frac{\lim_{x\to\infty}\left(3+\dfrac{1}{x^2}\right)}{\lim_{x\to\infty}\left(2+\dfrac{1}{x}+\dfrac{1}{x^2}\right)}=\frac{3}{2}$$

一般地，当 $a_0 b_0 \neq 0$ 时，有

$$\lim_{x\to\infty}\frac{a_0 x^n+a_1 x^{n-1}+\cdots+a_n}{b_0 x^m+b_1 x^{m-1}+\cdots+b_m}=\begin{cases}0, & n<m\\[2mm]\dfrac{a_0}{b_0}, & n=m\\[2mm]\infty, & n>m\end{cases}$$

## 二、复合函数极限的运算法则

**定理 2.2** 设函数 $u=\varphi(x)$ 当 $x\to x_0$ 时的极限存在且等于 $a$，即 $\lim_{x\to x_0}\varphi(x)=a$，在点 $x_0$ 的某去心邻域内 $\varphi(x)\neq a$，又函数 $y=f(u)$ 当 $u\to a$ 时的极限存在，即 $\lim_{u\to a}f(u)=A$，则由 $y=f(u)$、$u=\varphi(x)$ 复合而成的函数 $y=f[\varphi(x)]$ 当 $x\to x_0$ 时的极限存在，且有

$$\lim_{x\to x_0}f[\varphi(x)]=\lim_{u\to a}f(u)=A$$

该定理表明，求复合函数 $y=f[\varphi(x)]$ 的极限，只需设出中间变量 $u=\varphi(x)$，先求出 $\lim_{x\to x_0}u$，把求 $\lim_{x\to x_0}f[\varphi(x)]$ 化为求 $\lim_{u\to a}f(u)$，这里 $a=\lim_{x\to x_0}u=\lim_{x\to x_0}\varphi(x)$.

若 $\lim_{x\to x_0}\varphi(x)=a$ 换为 $\lim_{x\to x_0}\varphi(x)=\infty$，上述定理仍然成立.

**例 2.9** 求 $\lim_{x\to 2}\sqrt{\dfrac{x-2}{x^2-4}}$ .

**解** 这是复合函数求极限问题. 设 $u=\dfrac{x-2}{x^2-4}$，由于 $\lim_{x\to 2}u=\lim_{x\to 2}\dfrac{x-2}{x^2-4}=\dfrac{1}{4}$，据定理 2.2，所以

$$\lim_{x\to 2}\sqrt{\frac{x-2}{x^2-4}}=\lim_{u\to\frac{1}{4}}\sqrt{u}=\sqrt{\frac{1}{4}}=\frac{1}{2}$$

**例 2.10** 求 $\lim_{x\to 0}e^{\frac{1}{x^2}}$ .

**解** 这是复合函数求极限问题. 设 $u=\dfrac{1}{x^2}$，由于 $\lim_{x\to 0}u=\lim_{x\to 0}\dfrac{1}{x^2}=+\infty$，所以有

$$\lim_{x\to 0}e^{\frac{1}{x^2}}=\lim_{u\to+\infty}e^u=+\infty$$

**例 2.11** 求 $\lim_{x\to 0}\sin\dfrac{1}{x}$ .

**解** 设 $u=\dfrac{1}{x}$，由于 $\lim_{x\to 0}u=\lim_{x\to 0}\dfrac{1}{x}=\infty$，所以

$$\lim_{x \to 0} \sin \frac{1}{x} = \lim_{u \to \infty} \sin u$$

当 $u \to \infty$ 时正弦曲线 $\sin u$ 在 $-1$ 与 $1$ 之间来回摆动，不趋于任何确定的常数（也不趋于无穷大），故极限 $\lim\limits_{x \to 0} \sin \frac{1}{x}$ 不存在．函数 $y = \sin \frac{1}{x}$ 的图形如图 2.6 所示．

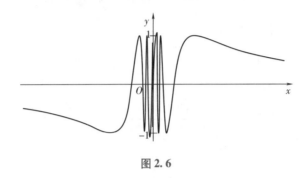

图 2.6

如上这样通过设置中间变量求复合函数极限的方法又称为**变量代换法**，在以后求复杂函数极限时经常使用．

**例 2.12**　求 $\lim\limits_{x \to +\infty} (\sqrt{x^2 + x} - x)$．

**解**　因为当 $x \to +\infty$ 时，$\sqrt{x^2 + x}$ 和 $x$ 的极限都不存在，故先变形然后取极限．

$$\lim_{x \to +\infty} (\sqrt{x^2 + x} - x) = \lim_{x \to +\infty} \frac{x^2 + x - x^2}{\sqrt{x^2 + x} + x}$$

$$= \lim_{x \to +\infty} \frac{x}{\sqrt{x^2 + x} + x} = \lim_{x \to +\infty} \frac{1}{\sqrt{1 + \frac{1}{x}} + 1} = \frac{1}{2}$$

# 第三节　极限存在的判别准则与两个重要极限

PPT

## 一、极限存在的判别准则

**准则 I（夹逼准则）**　在同一极限过程中，如果函数 $f(x)$、$g(x)$ 及 $h(x)$ 满足关系 $g(x) \leqslant f(x) \leqslant h(x)$，且 $\lim g(x) = \lim h(x) = A$，那么 $\lim f(x) = A$．

**准则 II（单调有界准则）**　单调有界数列必有极限．即：若数列 $\{a_n\}$ 单调并且有界，则 $\{a_n\}$ 一定有极限，即 $\lim\limits_{n \to \infty} a_n$ 存在．

## 二、两个重要极限

在计算极限的过程中，还经常要利用下面两个重要极限．

（1）$\lim\limits_{x \to 0} \dfrac{\sin x}{x} = 1$

（2）$\lim\limits_{x \to 0} (1 + x)^{\frac{1}{x}} = e$ 或 $\lim\limits_{u \to \infty} \left(1 + \dfrac{1}{u}\right)^u = e$，其中 $e \approx 2.71828$ 是一个无理数．

以 $e$ 为底的对数记为 $\ln x$，称为**自然对数**．无论在理论上还是在实际应用中，我们经常会遇到这个无理数 $e$．

其中应用极限存在的夹逼准则可以证明第（1）个重要极限；应用准则 I 及准则 II 可以证明第二个

重要极限，本书省略证明过程，有兴趣的读者可参阅其他参考资料. 下面举例说明这两个极限公式的应用.

**例 2.13** 求 $\lim\limits_{x\to0}\dfrac{\tan2x}{x}$.

**解** $\lim\limits_{x\to0}\dfrac{\tan2x}{x}=\lim\limits_{x\to0}\left(\dfrac{\sin2x}{2x}\cdot\dfrac{2}{\cos2x}\right)=\lim\limits_{x\to0}\dfrac{\sin2x}{2x}\cdot\lim\limits_{x\to0}\dfrac{2}{\cos2x}=2$

**例 2.14** 求 $\lim\limits_{x\to0}\dfrac{1-\cos x}{x^2}$.

**解** $\lim\limits_{x\to0}\dfrac{1-\cos x}{x^2}=\lim\limits_{x\to0}\dfrac{2\sin^2\dfrac{x}{2}}{x^2}=\dfrac{1}{2}\lim\limits_{x\to0}\dfrac{\sin^2\dfrac{x}{2}}{\left(\dfrac{x}{2}\right)^2}=\dfrac{1}{2}\left(\lim\limits_{x\to0}\dfrac{\sin\dfrac{x}{2}}{\dfrac{x}{2}}\right)^2=\dfrac{1}{2}$

**例 2.15** 求 $\lim\limits_{x\to0}\dfrac{\arcsin x}{x}$.

**解** 为了能应用重要极限公式，先将函数化为正弦函数. 为此作变量代换：令 $\arcsin x=t$，则当 $x\to0$ 时，$t\to0$，且 $x=\sin t$，于是有

$$\lim\limits_{x\to0}\dfrac{\arcsin x}{x}=\lim\limits_{t\to0}\dfrac{t}{\sin t}=\lim\limits_{t\to0}\dfrac{1}{\dfrac{\sin t}{t}}=\dfrac{1}{\lim\limits_{t\to0}\dfrac{\sin t}{t}}=\dfrac{1}{1}=1$$

注意，在通过变量代换将函数化为关于新变量 $t$ 的函数时，相应地极限过程也要同时换为新变量 $t$ 的变化过程（如上式第一个等号后面的形式）.

**例 2.16** 求 $\lim\limits_{x\to\infty}\left(1-\dfrac{2}{x}\right)^{x-1}$.

**解** $\lim\limits_{x\to\infty}\left(1-\dfrac{2}{x}\right)^{x-1}=\lim\limits_{x\to\infty}\left[\left(1-\dfrac{2}{x}\right)^{-\frac{x}{2}}\right]^{-2}\cdot\left(1-\dfrac{2}{x}\right)^{-1}$

$\qquad=\lim\limits_{x\to\infty}\left[\left(1-\dfrac{2}{x}\right)^{-\frac{x}{2}}\right]^{-2}\cdot\lim\limits_{x\to\infty}\left(1-\dfrac{2}{x}\right)^{-1}$

$\qquad=\mathrm{e}^{-2}\times1=\mathrm{e}^{-2}$

**例 2.17** 求 $\lim\limits_{x\to+\infty}\left(\dfrac{x+2}{x-1}\right)^{x}$.

**解** $\lim\limits_{x\to+\infty}\left(\dfrac{x+2}{x-1}\right)^{x}=\lim\limits_{x\to+\infty}\left(1+\dfrac{3}{x-1}\right)^{x}=\lim\limits_{x\to+\infty}\left[\left(1+\dfrac{3}{x-1}\right)^{x-1}\cdot\left(1+\dfrac{3}{x-1}\right)\right]$

$\qquad=\lim\limits_{x\to+\infty}\left[\left(1+\dfrac{3}{x-1}\right)^{\frac{x-1}{3}}\right]^{3}\cdot\lim\limits_{x\to+\infty}\left(1+\dfrac{3}{x-1}\right)=\mathrm{e}^{3}\cdot1=\mathrm{e}^{3}$

**例 2.18** 求 $\lim\limits_{x\to0}\dfrac{\log_a(1+x)}{x}$.

**解** $\lim\limits_{x\to0}\dfrac{\log_a(1+x)}{x}=\lim\limits_{x\to0}\dfrac{1}{x}\log_a(1+x)=\lim\limits_{x\to0}\log_a(1+x)^{\frac{1}{x}}=\log_a\mathrm{e}=\dfrac{1}{\ln a}$

**例 2.19** 求 $\lim\limits_{t\to0}\dfrac{a^{t}-1}{t}$.

**解** 令 $a^{t}-1=x$，则 $t=\log_a(1+x)$，当 $t\to0$ 时 $x\to0$，所以

$$\lim\limits_{t\to0}\dfrac{a^{t}-1}{t}=\lim\limits_{x\to0}\dfrac{x}{\log_a(1+x)}=\lim\limits_{x\to0}\dfrac{1}{\dfrac{\log_a(1+x)}{x}}=\ln a \quad(\text{例 2.18})$$

PPT

# 第四节　无穷小量与无穷大量

## 一、无穷小量

**定义 2.5**　若 $x \to x_0$（或 $x \to \infty$）时，函数 $f(x)$ 的极限为零，则称函数 $f(x)$ 为当 $x \to x_0$（或 $x \to \infty$）时的**无穷小量**（dimensionless）.

例如，$x^2$ 和 $\tan x$ 都是 $x \to 0$ 时的无穷小量；$x + 1$ 是 $x \to -1$ 时的无穷小量；$\dfrac{1}{e^{x^2}}$、$x^{-2}$ 都是 $x \to \infty$ 时的无穷小量.

注意，无穷小量是指在自变量的某一变化过程中以零为极限的一个函数，它与自变量的变化过程有关. 另外，任何一个非零常数，无论它的绝对值多么小，都不是无穷小量，但常数函数 $y = 0$ 可以看作无穷小量.

根据无穷小量的定义以及极限的定义和极限的运算法则，可以证明无穷小量有如下性质.

**性质 1**　有限个无穷小量的和、差、积以及常数与无穷小量的乘积仍为无穷小量.

**性质 2**　有界函数与无穷小量的乘积仍为无穷小量.

**例 2.20**　求 $\lim\limits_{x \to 0} x \sin \dfrac{1}{x}$.

**解**　由于 $\lim\limits_{x \to 0} \sin \dfrac{1}{x}$ 不存在，所以能用乘积的极限法则求此极限. 但是由于当 $x \to 0$ 时 $x$ 是无穷小量，$\sin \dfrac{1}{x}$ 是有界函数，所以由性质 2 知当 $x \to 0$ 时，$x \sin \dfrac{1}{x}$ 仍是无穷小量，即

$$\lim_{x \to 0} x \sin \frac{1}{x} = 0$$

无穷小量与函数的极限有密切的联系.

**定理 2.3**　函数 $f(x)$ 以常数 $A$ 为极限的充分必要条件是 $f(x) = A + \alpha(x)$，其中 $\alpha(x)$ 是在自变量的同一变化过程中的无穷小量.

**证明**　因为函数 $f(x)$ 以 $A$ 为极限等价于 $f(x) - A$ 的极限为零，即 $f(x) - A$ 为无穷小量. 令 $\alpha(x) = f(x) - A$，则有 $f(x) = A + \alpha(x)$；反之 $\lim f(x) = \lim [A + \alpha(x)] = A + 0 = A$.

**无穷小量的阶**　当 $x \to 0$ 时，$x$、$2x^2$、$3x^2$、$4x^3$ 都是无穷小量，但是它们趋于零的速度却不一样，我们算出一些数值，如表 2.1 所示.

表 2.1

| $x$ | $10^{-1}$ | $10^{-2}$ | $10^{-3}$ | $10^{-4}$ | $\cdots$ |
|---|---|---|---|---|---|
| $2x^2$ | $2 \times 10^{-2}$ | $2 \times 10^{-4}$ | $2 \times 10^{-6}$ | $2 \times 10^{-8}$ | $\cdots$ |
| $3x^2$ | $3 \times 10^{-2}$ | $3 \times 10^{-4}$ | $3 \times 10^{-6}$ | $3 \times 10^{-8}$ | $\cdots$ |
| $4x^3$ | $4 \times 10^{-3}$ | $4 \times 10^{-6}$ | $4 \times 10^{-9}$ | $4 \times 10^{-12}$ | $\cdots$ |

由表 2.1 可看出，当 $x \to 0$ 时，$2x^2$ 趋于零的速度与 $3x^2$ 趋于零的速度大体差不多，而 $4x^3$ 趋于零的速度比 $2x^2$ 趋于零的速度要快得多. 为了比较两个无穷小量趋于零的速度的快慢，引入无穷小量的阶的概念.

**定义 2.6** 设 $\alpha$ 与 $\beta$ 是在自变量的同一个变化过程中的两个无穷小量，在此过程中，如果

（1）$\lim\dfrac{\alpha}{\beta}=0$，则称 $\alpha$ 是比 $\beta$ **高阶的无穷小量**，记为 $\alpha=o(\beta)$；

（2）若 $\lim\dfrac{\alpha}{\beta}=\infty$，则称 $\alpha$ 是比 $\beta$ **低阶的无穷小量**；

（3）$\lim\dfrac{\alpha}{\beta}=k$ （$k\neq0$），则称 $\alpha$ 与 $\beta$ 是**同阶无穷小量**，记为 $\alpha=O(\beta)$；特别地，若 $\lim\dfrac{\alpha}{\beta}=1$，则称 $\alpha$ 与 $\beta$ 是**等价无穷小量**，记为 $\alpha\sim\beta$.

不难证明，当 $x\to0$ 时，有 $\sin x\sim x$，$\tan x\sim x$，$\arcsin x\sim x$，$\arctan x\sim x$，$\sqrt[n]{1+x}-1\sim\dfrac{1}{n}x$，$\ln(1+x)\sim x$，$\mathrm{e}^x-1\sim x$，$1-\cos x\sim\dfrac{1}{2}x^2$ 等.

例如，$\lim\limits_{x\to0}\dfrac{\sin x-x^2}{\tan2x}\xlongequal{\tan2x\sim2x}\lim\limits_{x\to0}\dfrac{\sin x-x^2}{2x}=\lim\limits_{x\to0}\left[\dfrac{1}{2}\dfrac{\sin x}{x}-\dfrac{x}{2}\right]=\dfrac{1}{2}-0=\dfrac{1}{2}$

$$\lim\limits_{x\to0}\dfrac{\sqrt[4]{1+x^2}-1}{\cos x-1}=\lim\limits_{x\to0}\dfrac{\dfrac{1}{4}x^2}{-\dfrac{1}{2}x^2}=-\dfrac{1}{2}$$

## 二、无穷大量

**定义 2.7** 当 $x\to x_0$（或 $x\to\infty$）时，若函数 $f(x)$ 的绝对值无限增大，则称函数 $f(x)$ 为当 $x\to x_0$（或 $x\to\infty$）时的**无穷大量**（infinity），记作 $\lim\limits_{x\to x_0}f(x)=\infty$ $\left[\text{或}\lim\limits_{x\to\infty}f(x)=\infty\right]$.

当 $x\to x_0$（或 $x\to\infty$）时，若 $f(x)$ 保持正值且无限增大，则称 $f(x)$ 为当 $x\to x_0$（或 $x\to\infty$）时的**正无穷大量**，记作 $\lim\limits_{x\to x_0}f(x)=+\infty$ $\left[\text{或}\lim\limits_{x\to\infty}f(x)=+\infty\right]$. 同样，若 $f(x)$ 保持负值但绝对值无限增大，则称 $f(x)$ 为当 $x\to x_0$（或 $x\to\infty$）时的**负无穷大量**，记作 $\lim\limits_{x\to x_0}f(x)=-\infty$ $\left[\text{或}\lim\limits_{x\to\infty}f(x)=-\infty\right]$.

例如，$\dfrac{1}{x}$ 和 $\cot x$ 在 $x\to0$ 时都是无穷大量；$\ln x$ 在 $x\to0^+$ 时是负无穷大量；$\mathrm{e}^x$ 在 $x\to+\infty$ 时是正无穷大量.

**定理 2.4** 在自变量的同一极限过程中，若函数 $f(x)$ 为无穷大量，则 $\dfrac{1}{f(x)}$ 为无穷小量；反之，若 $f(x)\left[f(x)\neq0\right]$ 是无穷小量，则 $\dfrac{1}{f(x)}$ 为无穷大量.

实际上，依据无穷大量的定义判断一个函数或变量为某一变化过程的无穷大量并非易事. 对于较复杂的函数，我们可以利用定理 2.4 判断它是否为无穷大量.

例如，由于 $\lim\limits_{x\to0}\sin x=0$，即 $\sin x$ 是 $x\to0$ 时的无穷小量，且 $x\to0$ 时 $\sin x\neq0$，根据定理 2.4，可判断其倒数函数 $\dfrac{1}{\sin x}$ 是同一极限过程中的无穷大量，即 $\lim\limits_{x\to0}\dfrac{1}{\sin x}=\infty$.

# 第五节　函数的连续性

PPT

## 一、函数连续的概念

自然界中有许多现象，如血药浓度的变化、肿瘤的生长、血管中血液流动量的变化等，都是连续变

化的，这些现象在函数关系上的反映，就是函数的连续性．如何将这种直观的现象用数学语言描述呢？以血药浓度的变化为例，当时间的变动很微小时，血药浓度的变化也很微小；再如肿瘤的生长，当时间的变动很微小时，肿瘤的生长变化也很微小，以至于我们难以观察到其生长变化．这也是这些连续性现象共同的特征．为了说明函数连续性现象这个特征，给出函数连续的定义．

**定义 2.8** 设函数 $y = f(x)$ 在点 $x_0$ 的某一邻域内有定义，如果函数 $f(x)$ 当 $x \to x_0$ 时的极限存在，而且等于它在点 $x_0$ 处的函数值 $f(x_0)$，即

$$\lim_{x \to x_0} f(x) = f(x_0)$$

则称函数 $y = f(x)$ 在点 $x_0$ **连续**（continuous）．称点 $x_0$ 为函数 $y = f(x)$ 的**连续点**（continuous point）．

**例 2.21** 讨论函数 $f(x) = \begin{cases} x\sin\dfrac{1}{x}, & x \neq 0, \\ 0, & x = 0, \end{cases}$ 在 $x = 0$ 处的连续性．

**解** 因 $\lim\limits_{x \to 0} x\sin\dfrac{1}{x} = 0$，又 $f(0) = 0$，故有 $\lim\limits_{x \to 0} f(x) = f(0)$，满足定义 2.8，所以该函数在 $x = 0$ 处连续．

如果 $\lim\limits_{x \to x_0^-} f(x) = f(x_0 - 0) = f(x_0)$，则称函数 $f(x)$ 在 $x_0$ **左连续**（left continuous）；如果 $\lim\limits_{x \to x_0^+} f(x) = f(x_0 + 0) = f(x_0)$，则称函数 $f(x)$ 在 $x_0$ **右连续**（right continuous）．

显然 $f(x)$ 在 $x_0$ 连续的充分必要条件是 $f(x)$ 在 $x_0$ 既左连续又右连续．即

$$\lim_{x \to x_0} f(x) = f(x_0) \iff \lim_{x \to x_0^-} f(x) = f(x_0) \quad \text{且} \quad \lim_{x \to x_0^+} f(x) = f(x_0)$$

**例 2.22** 试确定常数 $a$ 的值，使函数 $f(x) = \begin{cases} \cos x, & x < 0, \\ a + x, & x \geq 0, \end{cases}$ 在 $x = 0$ 处连续．

**解** 函数 $f(x)$ 在 $x = 0$ 处连续当且仅当 $\lim\limits_{x \to 0^-} f(x) = f(0) = \lim\limits_{x \to 0^+} f(x)$．而

$$f(0) = a$$
$$\lim_{x \to 0^-} f(x) = \lim_{x \to 0^-} \cos x = 1$$
$$\lim_{x \to 0^+} f(x) = \lim_{x \to 0^+} (a + x) = a$$

要使 $\lim\limits_{x \to 0^-} f(x) = \lim\limits_{x \to 0^+} f(x) = f(0)$ 成立，推得 $a = 1$．故 $a = 1$ 时该函数在 $x = 0$ 处连续．

如果函数 $f(x)$ 在开区间 $(a, b)$ 内每一点都连续，则称函数 $f(x)$ 在开区间 $(a, b)$ **内连续**；如果 $f(x)$ 在开区间 $(a, b)$ **内连续**，且又在区间的左端点 $a$ 处右连续，右端点 $b$ 处左连续，则称 $f(x)$ 在闭区间 $[a, b]$ 上连续．函数在某区间 $I$ 上连续，则称它是该区间 $I$ 上的**连续函数**（continuous function）．

例如，多项式函数 $f(x) = a_0 x^n + a_1 x^{n-1} + \cdots + a_{n-1} x + a_n$ 在定义区间 $(-\infty, +\infty)$ 内是连续的，这是因为对于任意的 $x_0 \in (-\infty, +\infty)$ 函数都有定义，且满足 $\lim\limits_{x \to x_0} f(x) = f(x_0)$．

连续函数的图像是一条连续而不间断的曲线，称为**连续曲线**（continuous curve）．

## 二、函数的间断点

由函数 $f(x)$ 在点 $x_0$ 处连续的定义 2.8 可知，会有下列三种情形之一发生．

（1）在点 $x_0$ 处没有定义，即 $f(x_0)$ 不存在；

（2）在点 $x_0$ 处的极限不存在，即 $\lim\limits_{x \to x_0} f(x)$ 不存在；

（3）$f(x)$ 在 $x_0$ 点有定义且 $\lim\limits_{x \to x_0} f(x)$ 存在，但 $\lim\limits_{x \to x_0} f(x) \neq f(x_0)$，则函数 $f(x)$ 在点 $x_0$ 处不连续，这时称 $f(x)$ 在点 $x_0$ 处间断．点 $x_0$ 称为 $f(x)$ 的**间断点**（discontinuous point）或**不连续点**．

例如，函数 $y = \tan x$ 在 $x = k\pi + \dfrac{\pi}{2}$ （$k = 0$，$\pm 1$，$\pm 2\cdots$）处没有定义，故 $x = k\pi + \dfrac{\pi}{2}$ 都是该函数的间

断点；函数 $f(x) = \begin{cases} \sin\dfrac{1}{x}, & x \neq 0 \\ 0, & x = 0 \end{cases}$ 在 $x = 0$ 处虽有定义，但极限 $\lim\limits_{x \to 0} \sin\dfrac{1}{x}$ 不存在，故分段点 $x = 0$ 是该函

数的间断点．

通常，我们将间断点分为两类：设点 $x_0$ 为 $f(x)$ 的间断点，若 $x_0$ 处的左极限与右极限都存在，则称 $x_0$ 点为函数 $f(x)$ 的**第一类间断点**．不是第一类间断点，即左极限与右极限中至少有一个不存在，这样的间断点统称为**第二类间断点**．

进一步地，在第一类间断点中又有两种情形．

（1）左、右极限都存在且相等［这时极限 $\lim\limits_{x \to x_0} f(x)$ 存在］，称为**可去间断点**，因为这时可以通过补充函数在该点的定义（若函数在该点无定义）或改变函数在该点的定义，使 $f(x_0) = \lim\limits_{x \to x_0} f(x)$，则函数在该点连续；

（2）左、右极限虽然都存在，但不相等，称为**跳跃间断点**．

在第二类间断点中，若左右极限至少有一个为 $\infty$，称为**无穷间断点**．

**例 2.23** 函数 $f(x) = \dfrac{x^2 - 1}{x + 1}$ 在 $x = -1$ 处是否连续？若不连续，试判断间断点的类型．

**解** 函数 $f(x)$ 如图 2.7 所示．在 $x = -1$ 处没有定义，故 $x = -1$ 是该函数的间断点．

由于极限 $\lim\limits_{x \to -1} f(x) = \lim\limits_{x \to -1} \dfrac{x^2 - 1}{x + 1} = \lim\limits_{x \to -1}(x - 1) = -2$ 存在，

所以 $x = -1$ 是可去间断点，属于第一类间断点．

如果补充函数在 $x = -1$ 处的定义：令 $f(-1) = -2$，即

$$f(x) = \begin{cases} \dfrac{x^2 - 1}{x + 1}, & x \neq -1 \\ -2, & x = -1 \end{cases}$$

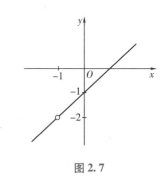

图 2.7

则函数 $f(x)$ 在点 $x = -1$ 处就连续．

**例 2.24** 讨论函数 $f(x) = \begin{cases} -x, & x \leq 0 \\ 1 + x, & x > 0 \end{cases}$ 在 $x = 0$ 处的连续性．若间断，说明其类型．

**解** 因为 $\lim\limits_{x \to 0^-} f(x) = \lim\limits_{x \to 0^-}(-x) = 0$，$\lim\limits_{x \to 0^+} f(x) = \lim\limits_{x \to 0^+}(1 + x) = 1$，所以 $\lim\limits_{x \to 0^-} f(x) \neq \lim\limits_{x \to 0^+} f(x)$，故 $f(x)$ 在 $x = 0$ 处间断，$x = 0$ 为跳跃间断点，属于第一类间断点（图 2.8）．

**例 2.25** 函数 $f(x) = \begin{cases} \dfrac{1}{x}, & x > 0 \\ x, & x \leq 0 \end{cases}$ 在 $x = 0$ 处是否连续？若不连续，试判断间断点的类型．

**解** 因为

$$\lim\limits_{x \to 0^-} f(x) = \lim\limits_{x \to 0^-} x = 0, \quad \lim\limits_{x \to 0^+} f(x) = \lim\limits_{x \to 0^+} \dfrac{1}{x} = +\infty$$

所以 $f(x)$ 在 $x = 0$ 处间断，$x = 0$ 是函数的无穷间断点，属于第二类间断点（图 2.9）．

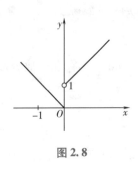

图 2.8

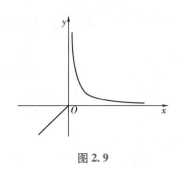

图 2.9

### 三、连续函数的运算性质

根据极限的四则运算法则及连续的定义，可以得到下面的结论.

**定理 2.5**　若函数 $f(x)$、$g(x)$ 在点 $x_0$ 处连续，则函数 $f(x) \pm g(x)$、$f(x) \cdot g(x)$、$\dfrac{f(x)}{g(x)}$ $[g(x_0) \neq 0]$ 在点 $x_0$ 处也连续.

由前面已知 $\sin x$、$\cos x$ 在 $(-\infty, +\infty)$ 内连续，可以得到 $\tan x = \dfrac{\sin x}{\cos x}$、$\cot x = \dfrac{\cos x}{\sin x}$、$\sec x = \dfrac{1}{\cos x}$、$\csc x = \dfrac{1}{\sin x}$ 在其定义域内都是连续的.

定理 2.5 的结论对于有限多个函数也成立.

**定理 2.6**　单调连续的函数必有单调连续的反函数. 即，如果函数 $y = f(x)$ 在某定义区间 $I_x$ 上单调递增（或递减）且连续，那么它的反函数 $x = f^{-1}(y)$ 也在对应的区间 $I_y = \{y \mid y = f(x), x \in I_x\}$ 上单调递增（或递减）且连续.

事实上，我们知道，单调函数必存在反函数. 由于函数 $y = f(x)$ 与其反函数的图形关于直线 $y = x$ 对称，因此，如果函数 $y = f(x)$ 的图形是一条连续曲线，那么它的反函数的图形也必定是一条连续曲线.

由于 $y = \sin x$ 在 $\left[-\dfrac{\pi}{2}, \dfrac{\pi}{2}\right]$ 上单调递增且连续，所以它的反函数 $y = \arcsin x$ 在 $[-1, 1]$ 上也单调递增且连续；同理 $y = \arccos x$ 在 $[-1, 1]$ 上单调递减且连续，$y = \arctan x$、$y = \operatorname{arccot} x$ 在 $(-\infty, +\infty)$ 上单调且连续. 从而，反三角函数在其定义域内皆连续.

下面讨论复合函数的连续性，关于其证明略去.

**定理 2.7**　设函数 $u = \varphi(x)$ 在点 $x = x_0$ 处连续，而函数 $y = f(u)$ 在点 $u = u_0$ 处连续，这里 $u_0 = \varphi(x_0)$，则复合函数 $y = f[\varphi(x)]$ 在点 $x = x_0$ 处连续.

**例 2.26**　讨论函数 $y = \sin \dfrac{1}{x}$ 的连续性.

**解**　函数 $y = \sin \dfrac{1}{x}$ 可看作由 $y = \sin u$ 及 $u = \dfrac{1}{x}$ 复合而成. 而 $u = \dfrac{1}{x}$ 在 $(-\infty, 0) \cup (0, +\infty)$ 内连续，$y = \sin u$ 在 $(-\infty, +\infty)$ 内连续，根据定理 2.5，复合函数 $y = \sin \dfrac{1}{x}$ 在其定义域 $(-\infty, 0) \cup (0, +\infty)$ 内连续.

根据连续的定义，定理 2.6 的结论可表示为

$$\lim_{x \to x_0} f[\varphi(x)] = f[\varphi(x_0)] = f\left[\lim_{x \to x_0} \varphi(x)\right]$$

上式表明，在求复合函数 $y = f[\varphi(x)]$ 的极限时，如果满足定理 2.6 的条件，那么极限符号 lim 与函数符号 $f$ 可以交换顺序.

说明：若将定理 2.6 中的条件"设函数 $u = \varphi(x)$ 在点 $x = x_0$ 处连续"[即 $\lim\limits_{x \to x_0}\varphi(x) = \varphi(x_0)$]降低为"设函数 $u = \varphi(x)$ 在点 $x = x_0$ 处极限存在"[即 $\lim\limits_{x \to x_0}\varphi(x) = u_0$，$u_0$ 可以不等于 $\varphi(x_0)$]，仍有相应的结论成立.

**例 2.27**    求 $\lim\limits_{x \to 0}\dfrac{\ln(1 + x)}{x}$.

**解**    $\dfrac{\ln(1 + x)}{x} = \dfrac{1}{x}\ln(1 + x) = \ln(1 + x)^{\frac{1}{x}}$，函数 $y = \ln(1 + x)^{\frac{1}{x}}$ 可以看作是由函数 $y = \ln u$，$u = (1 + x)^{\frac{1}{x}}$ 复合而成的，极限 $\lim\limits_{x \to 0}u = \lim\limits_{x \to 0}(1 + x)^{\frac{1}{x}} = e$ 存在，而 $y = \ln u$ 在相应的点 $u = e$ 处连续，据定理 2.6 的说明，有

$$\lim\limits_{x \to 0}\frac{\ln(1 + x)}{x} = \lim\limits_{x \to 0}\frac{1}{x}\ln(1 + x) = \lim\limits_{x \to 0}\left[\ln(1 + x)^{\frac{1}{x}}\right] = \ln\left[\lim\limits_{x \to 0}(1 + x)^{\frac{1}{x}}\right] = \ln e = 1$$

下面我们用上述观点再解第二节的例 2.9.

**例 2.28**（例 2.9）    求 $\lim\limits_{x \to 2}\sqrt{\dfrac{x - 2}{x^2 - 4}}$.

**解**    函数 $y = \sqrt{\dfrac{x - 2}{x^2 - 4}}$ 可以看作是由 $y = \sqrt{u}$、$u = \dfrac{x - 2}{x^2 - 4}$ 复合而成的. 而内层函数的极限

$$\lim\limits_{x \to 2}u = \lim\limits_{x \to 2}\frac{x - 2}{x^2 - 4} = \lim\limits_{x \to 2}\frac{1}{x + 2} = \frac{1}{4}$$

存在，外层函数 $y = \sqrt{u}$ 在相应的点 $u = \dfrac{1}{4}$ 处连续，所以有

$$\lim\limits_{x \to 2}\sqrt{\frac{x - 2}{x^2 - 4}} = \sqrt{\lim\limits_{x \to 2}\frac{x - 2}{x^2 - 4}} = \sqrt{\frac{1}{4}} = \frac{1}{2}$$

与例 2.9 中通过设置中间变量求复合函数极限的结果完全相同.

## 四、初等函数的连续性

总结前面的讨论，我们可以得到下面的结论.

**定理 2.8**    基本初等函数在其定义域内是连续的.

**定理 2.9**    一切初等函数在其定义区间内都是连续的.

所谓定义区间是指包含在定义域内的区间.

**定理 2.10**    关于初等函数连续性的结论同时也提供了一种求极限的方法，即：如果 $f(x)$ 是初等函数，且 $x_0$ 是 $f(x)$ 的定义区间内的点，则有

$$\lim\limits_{x \to x_0}f(x) = f(x_0)$$

**例 2.29**    求 $\lim\limits_{x \to 1}\ln\left[\tan\left(\dfrac{\pi}{4}x\right)\right]$.

**解**    因为 $f(x) = \ln\left[\tan\left(\dfrac{\pi}{4}x\right)\right]$ 为初等函数，在 $x = 1$ 处有定义，所以

$$\lim\limits_{x \to 1}\ln\left[\tan\left(\frac{\pi}{4}x\right)\right] = \ln\left[\tan\left(\frac{\pi}{4} \cdot 1\right)\right] = \ln 1 = 0$$

**例 2.30** 求 $\lim\limits_{x\to 0}\dfrac{\sqrt{1+x^2}-1}{x}$.

**解** 注意到初等函数 $f(x)=\dfrac{\sqrt{1+x^2}-1}{x}$ 在 $x=0$ 处没有定义，$x=0$ 是它的间断点，不能直接应用定理 2.1. 故先将函数变形，得

$$\lim_{x\to 0}\frac{\sqrt{1+x^2}-1}{x}=\lim_{x\to 0}\frac{(\sqrt{1+x^2}-1)(\sqrt{1+x^2}+1)}{x(\sqrt{1+x^2}+1)}$$

$$=\lim_{x\to 0}\frac{x}{\sqrt{1+x^2}+1}=\frac{0}{2}=0$$

此外，定理 2.9 还给出了寻找初等函数间断点的依据. 请读者进一步思考如何求出函数的间断点.

## 五、闭区间上连续函数的性质

对于在区间 $I$ 上有定义的函数，如果存在点 $x_0\in I$，使得对于任一 $x\in I$ 都有 $f(x)\leqslant f(x_0)$ $[f(x)\geqslant f(x_0)]$，则称 $f(x_0)$ 是函数 $f(x)$ 在区间 $I$ 上的**最大值（最小值）**.

例如，$y=1+\sin x$ 在区间 $[0,\pi]$ 上取得最大值 2，同时取得最小值 1；函数 $y=\tan x$ 在区间 $\left[0,\dfrac{\pi}{2}\right)$ 上有最小值 0，但无最大值.

**定理 2.11**（最值定理） 闭区间上的连续函数在该区间上一定取得最大值与最小值.

该定理说明，如果函数 $y=f(x)$ 在闭区间 $[a,b]$ 上连续，则至少存在一点 $\xi_1\in[a,b]$，使得 $f(\xi_1)$ 为函数 $f(x)$ 在 $[a,b]$ 上的最小值；并且至少存在一点 $\xi_2\in[a,b]$，使得 $f(\xi_2)$ 为函数 $f(x)$ 在 $[a,b]$ 上的最大值. 如图 2.10 所示.

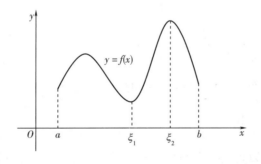

**图 2.10**

需要注意，定理 2.11 的条件缺一不可. 如果将闭区间改为开区间 [图 2.11（a）]，或函数在闭区间上有间断点 [图 2.11（b）]，那么函数在该区间上不一定取得最大值或最小值.

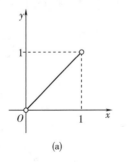 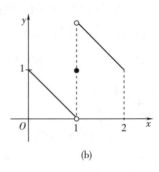

（a）　　　　　　　　　　（b）

**图 2.11**

由最值定理 2.11 容易得到如下推论.

**推论**　在闭区间上连续的函数一定在该区间上有界.

为了得到函数的介值性, 我们先介绍函数零点的概念以及零点定理.

若点 $x_0$ 使得 $f(x_0)=0$, 则称 $x_0$ 为函数 $f(x)$ 的**零点**.

**定理 2.12**（零点定理）　设函数 $f(x)$ 在闭区间 $[a, b]$ 上连续, 且 $f(a)$ 与 $f(b)$ 异号 [即 $f(a)\cdot f(b)<0$], 那么在开区间 $(a, b)$ 内至少有一点 $\xi$, 使

$$f(\xi)=0 \quad (a<\xi<b)$$

即函数 $f(x)$ 在开区间 $(a, b)$ 内至少有一个零点.

从几何上看（图 2.12）, 定理 2.12 表示如果连续曲线弧 $y=f(x)$ 的两个端点位于 $x$ 轴的不同侧, 那么这段曲线弧与 $x$ 轴至少有一个交点, 即方程 $f(x)=0$ 在 $(a, b)$ 内至少有一个实根.

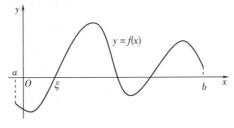

图 2.12

由定理 2.12 可以推证下面更一般的结论.

**定理 2.13**（介值定理）　设函数 $f(x)$ 在闭区间 $[a, b]$ 上连续, 且在这区间的两个端点取不同的函数值, $f(a)=A$ 及 $f(b)=B$, 且 $A\neq B$. 那么, 对于 $A$ 与 $B$ 之间的任意一个数 $C$, 在开区间 $(a, b)$ 内至少有一点 $\xi$, 使得

$$f(\xi)=C \quad (a<\xi<b)$$

**证明**　设 $\varphi(x)=f(x)-C$, 则 $\varphi(x)$ 在闭区间 $[a, b]$ 上连续, 且 $\varphi(a)=A-C$ 与 $\varphi(b)=B-C$ 异号. 根据零点定理, 在开区间 $(a, b)$ 内至少有一点 $\xi$, 使得

$$\varphi(\xi)=0 \quad (a<\xi<b)$$

而 $\varphi(\xi)=f(\xi)-C$, 因此由上式即得

$$f(\xi)=C \quad (a<\xi<b)$$

从几何上看, 定理 2.13 表示, 连续曲线弧 $y=f(x)$ 与水平直线 $y=C$ 至少有一个交点（图 2.13）.

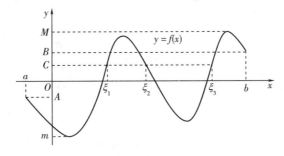

图 2.13

结合介值定理与最值定理, 可以得到下面的推论.

**推论**　在闭区间上连续的函数必取得介于最大值与最小值之间的任何值.

**例 2.31**　证明方程 $x^4-2x=1$ 至少有一个根介于 1 与 2 之间.

**证明**　令 $f(x)=x^4-2x-1$, 显然 $f(x)$ 在闭区间 $[1, 2]$ 上连续, 且

$$f(1) = -2 < 0, \quad f(2) = 3 > 0$$

因此，根据零点定理，在开区间（1，2）内至少存在一点 $\xi \in (1，2)$，使 $f(\xi) = 0$，从而方程 $x^4 - 2x = 1$ 在开区间（1，2）内至少有一个根.

零点定理只是定性地说明根在某开区间（$a$，$b$）内一定存在，但未给出根的精确位置，同时也不排除在这个区间内函数还有其他零点.

### ⊕ 知识链接

#### 祖　率

祖冲之（公元429—500），我国南北朝时期河北省涞源县人. 他勤奋好学，刻苦实践，最终成为我国古代杰出的数学家、天文学家.

祖冲之在数学上的杰出成就是关于圆周率的计算. 秦汉以前，人们以"径一周三"作为圆周率，这就是"古率". 后来发现古率误差太大，圆周率应是"圆径一而周三有余"，不过究竟余多少，意见不一. 祖冲之在前人成就的基础上，经过刻苦钻研，反复演算，求出 π 在 3.1415926 与 3.1415927 之间. 并得出了 π 分数形式的近似值，取为约率22/7，或取为密率355/113，其中密率取六位小数是 3.141593，它是分子分母在1000以内最接近 π 值的分数. 祖冲之究竟用什么方法得出这一结果，现在无从考查.

263 年（魏景元四年），他曾为古代数学名著《九章算术》作注，讲解计算圆周率的新方法——割圆术（用圆内接正多边形的周长来逼近圆周长. 刘徽计算到圆内接96边形，求得 π = 3.14，并指出，内接正多边形的边数越多，所求得的 π 值越精确），以及开方不尽和求解楔形体积时，初步运用了现代高等数学微积分学的基础——极限概念，比国外（欧洲）约早 1500 年.

若设想他按刘徽的"割圆术"方法去求的话，就要计算到圆内接16384边形，这需要花费多少时间和付出多么巨大的劳动啊！由此可见他在治学上的顽强毅力和聪慧才智是令人钦佩的.

祖冲之计算得出的密率，外国数学家获得同样结果已是一千多年以后的事了. 为了纪念祖冲之的杰出贡献，有些外国数学史家建议把 π 叫作"祖率".

答案解析

## 目标检测

1. 求下列极限.

（1）$\displaystyle\lim_{h \to 0} \frac{(x+h)^2 - x^2}{h}$

（2）$\displaystyle\lim_{x \to 0} \frac{1 - \cos 2x}{x \sin x}$

（3）$\displaystyle\lim_{x \to 0} (1 - 3x)^{\frac{1}{x}}$

（4）$\displaystyle\lim_{x \to 0} x^2 \sin \frac{1}{x}$

2. 指出下列函数在指定的趋势下，哪个是无穷小，哪个是无穷大？

（1）当 $x \to 1$ 时 $f(x) = \dfrac{x^2}{x - 1}$

（2）当 $x \to 0$ 时 $f(x) = x \cos \dfrac{1}{x}$

3. 若函数 $f(x) = \begin{cases} a + bx^2, & x \leq 0 \\ \dfrac{\sin bx}{x}, & x > 0 \end{cases}$ 在 $x = 0$ 处连续，问 $a$ 与 $b$ 应满足什么关系？

4. 指出下列函数的间断点.

（1）$f(x) = \dfrac{x+1}{x^2-1}$

（2）$f(x) = \dfrac{1}{1 - e^{\frac{x}{1-x}}}$

5. 设 $f(x)$ 在 $[a,b]$ 上连续，且 $f(a) < a$，$f(b) > b$，试证：方程 $f(x) = x$ 在 $(a,b)$ 内至少有一个实根.

书网融合……

本章小结

微课

# 第三章 函数的导数

## 📖 学习目标

1. **掌握** 基本初等函数的求导公式；导数的四则运算法则；复合函数求导法则；隐函数求导法则；对数求导法则；参数方程确定函数的求导法则；求初等函数的导数及二阶导数的方法．
2. **熟悉** 导数的概念；左、右导数．
3. **了解** 函数连续与可导的关系；导数的几何意义；高阶导数的概念．
4. **学会** 求各种初等函数的导数；具备计算初等函数的导数的能力．

## ⇨ 案例引导

**案例** 药物在体内血液中的浓度称为血药浓度．药液进入机体血液后，血液浓度达到最大值．在人体吸收和代谢的作用下，血药浓度随着时间的变化不断下降．由于机体内某些因素的影响，血药浓度下降的速度也在不断发生变化．

讨论：如何计算某时刻血液浓度的下降速度．

## 第一节 导数的概念 🔲 微课

PPT

### 一、导数案例

**1. 变速直线运动的瞬时速度** 设某质点作变速直线运动，已知位移 $s$ 与时间 $t$ 的关系为 $s = f(t)$，求此质点在时刻 $t_0$ 的瞬时速度．

如果质点作的是变速直线运动，考察时间段 $[t_0, t_0 + \Delta t]$，其中 $\Delta t$ 为 $t_0$ 的一个改变量，那么位移的改变量为 $\Delta s = f(t_0 + \Delta t) - f(t_0)$，则有

$$\bar{v} = \frac{\Delta s}{\Delta t} = \frac{f(t_0 + \Delta t) - f(t_0)}{\Delta t}$$

式中，$\bar{v}$ 为变速直线运动的平均速度．

当 $\Delta t$ 很小时，可将 $\bar{v}$ 视为 $t_0$ 时刻瞬时速度的近似值．

**2. 肿瘤细胞的增长速度** 设 $t$ 时刻肿瘤细胞总量为 $N(t)$，现求肿瘤细胞在 $t_0$ 这一时刻的瞬时增长速度．

考察时间段 $[t_0, t_0 + \Delta t]$，在这一时段上肿瘤细胞的变化量为 $\Delta N = N(t_0 + \Delta t) - N(t_0)$，则有 $\frac{\Delta N}{\Delta t} = \frac{N(t_0 + \Delta t) - N(t_0)}{\Delta t}$ 是肿瘤细胞在该时段上的平均增长速度．

当 $\Delta t$ 很小时，可用肿瘤细胞的平均增长速度作为在 $t_0$ 时刻瞬时增长速度的近似值．当 $\Delta t \to 0$ 时，如果 $\frac{\Delta N}{\Delta t}$ 的极限存在，则此极限 $\lim\limits_{\Delta t \to 0} \frac{\Delta N}{\Delta t} = \lim\limits_{\Delta t \to 0} \frac{N(t_0 + \Delta t) - N(t_0)}{\Delta t}$ 就是肿瘤细胞在 $t_0$ 时刻的瞬时增长速度．

## 二、导数的定义

上述问题都可以归结为求函数值的改变量与自变量的改变量之比，在自变量的改变量趋于零时的极限，从而得到函数值的变化速度，这就是导数的本质.

**1. 导数的定义**

**定义 3.1** 设函数 $y = f(x)$ 在点 $x_0$ 的某邻域内有定义，

若 $\lim\limits_{\Delta x \to 0} \dfrac{\Delta y}{\Delta x} = \lim\limits_{\Delta x \to 0} \dfrac{f(x_0 + \Delta x) - f(x_0)}{\Delta x}$ 存在，则称函数 $y = f(x)$ 在点 $x_0$ 可导，并称此极限值为函数

$y = f(x)$ 在点 $x_0$ 的**导数值**（derivative value），记作：$y'\big|_{x=x_0}$ 或 $f'(x_0)$ 或 $\dfrac{\mathrm{d}y}{\mathrm{d}x}\Big|_{x=x_0}$ 或 $\dfrac{\mathrm{d}f(x_0)}{\mathrm{d}x}$.

即 $f'(x_0) = \lim\limits_{\Delta x \to 0} \dfrac{f(x_0 + \Delta x) - f(x_0)}{\Delta x}$ $\left(\text{也可写作} \lim\limits_{x \to x_0} \dfrac{f(x) - f(x_0)}{x - x_0}\right)$.

**定义 3.2** 函数 $y = f(x)$ 在区间（a，b）内的每一点可导，称函数 $y = f(x)$ 在开区间（a，b）内可导. 这时，对于开区间（a，b）内每一个 $x$，都有一个确定的导数值，即在开区间（a，b）内定义了一个新的函数

$$f'(x) = \lim\limits_{\Delta x \to 0} \dfrac{f(x + \Delta x) - f(x)}{\Delta x} \qquad x \in (a, b)$$

称此函数为 $y = f(x)$ 在区间（a，b）的**导函数**（derivative function），记作：$y'$ 或 $f'(x)$ 或 $\dfrac{\mathrm{d}y}{\mathrm{d}x}$ 或 $\dfrac{\mathrm{d}f(x)}{\mathrm{d}x}$.

**定理 3.1** 函数可导性与连续性的关系：函数可导一定连续，函数连续不一定可导.

**证明** 先证可导一定连续：

若 $y = f(x)$ 在点 $x_0$ 可导，则极限 $\lim\limits_{\Delta x \to 0} \dfrac{f(x_0 + \Delta x) - f(x_0)}{\Delta x}$ 存在，记为 $f'(x_0)$，

显然 $f(x_0 + \Delta x) - f(x_0)$ 与 $\Delta x$ 是同阶无穷小，

故 $\lim\limits_{\Delta x \to 0}[f(x_0 + \Delta x) - f(x_0)] = 0$，即 $\lim\limits_{\Delta x \to 0} f(x_0 + \Delta x) = f(x_0)$，连续性得证；

再证连续不一定可导，取反例 $y = |x|$，如图 3.1 所示，

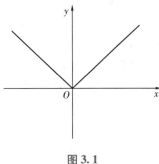

图 3.1

可见 $y = |x|$ 在 $x = 0$ 处连续，

但在 $x = 0$ 处 $\lim\limits_{\Delta x \to 0^+} \dfrac{f(0 + \Delta x) - f(0)}{\Delta x} = \lim\limits_{\Delta x \to 0^+} \dfrac{|\Delta x| - 0}{\Delta x} = 1$，$\lim\limits_{\Delta x \to 0^-} \dfrac{|\Delta x| - 0}{\Delta x} = -1$

故在 $x = 0$ 处不可导.

注：此反例反映的是一元函数若连续则表现在函数曲线上特征为无间断点，若可导则表现在函数曲线上特征为光滑.

**2. 求导举例**

**例 3.1** 求函数 $y = f(x) = C$（$C$ 为常数）的导数.

**解** $f'(x) = \lim\limits_{\Delta x \to 0} \dfrac{f(x + \Delta x) - f(x)}{\Delta x} = \lim\limits_{\Delta x \to 0} \dfrac{C - C}{\Delta x} = 0$，故 $C' = 0$.

**例 3.2** 求函数 $y = f(x) = x^n$（$n \in N^+$）的导数.

**解**

$$
\begin{aligned}
f'(x) &= \lim\limits_{\Delta x \to 0} \frac{(x + \Delta x)^n - x^n}{\Delta x} \\
&= \lim\limits_{\Delta x \to 0} \frac{\left[(x + \Delta x) - x\right]\left[(x + \Delta x)^{n-1} + (x + \Delta x)^{n-2}x + \ldots + x^{n-1}\right]}{\Delta x} \\
&= \lim\limits_{\Delta x \to 0} \left[(x + \Delta x)^{n-1} + (x + \Delta x)^{n-2}x + \ldots + x^{n-1}\right] \\
&= nx^{n-1}
\end{aligned}
$$

故 $(x^n)' = nx^{n-1}$（$n \in N^+$）.

一般地可得 $(x^\alpha)' = \alpha x^{\alpha-1}$（$\alpha \in R$），这一公式在下节中会给出证明.

**3. 左导数与右导数** 导数的本质是一个极限值，由极限中分左极限和右极限，则导数中也可以定义左导数和右导数.

**定义 3.3** 函数 $y = f(x)$ 在定义域内的点 $x_0$，若

$$
\lim\limits_{\Delta x \to 0^-} \frac{f(x_0 + \Delta x) - f(x_0)}{\Delta x} \qquad 和 \qquad \lim\limits_{\Delta x \to 0^+} \frac{f(x_0 + \Delta x) - f(x_0)}{\Delta x}
$$

存在，则分别称为 $f(x)$ 在 $x_0$ 处的**左、右导数**（left derivative、right derivative），记作 $f'_-(x_0)$ 和 $f'_+(x_0)$. 左、右导数统称为单侧导数.

易得，函数 $y = f(x)$ 在点 $x_0$ 可导 $\Longleftrightarrow f'_-(x_0)$ 和 $f'_+(x_0)$ 存在且相等.

**例 3.3** 判断 $y = f(x) = |x|$ 在 $x = 0$ 处是否可导.

**解**

$$
f'_-(0) = \lim\limits_{\Delta x \to 0^-} \frac{f(\Delta x) - f(0)}{\Delta x} = \lim\limits_{\Delta x \to 0^-} \frac{|\Delta x|}{\Delta x} = -1
$$

$$
f'_+(0) = \lim\limits_{\Delta x \to 0^+} \frac{f(\Delta x) - f(0)}{\Delta x} = \lim\limits_{\Delta x \to 0^+} \frac{|\Delta x|}{\Delta x} = 1
$$

可见 $f'_-(0) \neq f'_+(0)$，所以 $f(x)$ 在 $x = 0$ 处不可导.

**定义 3.4**（闭区间上导函数的定义） 若函数 $y = f(x)$ 在开区间 $(a,b)$ 内可导，且 $f'_+(a)$ 和 $f'_-(b)$ 存在，则称 $f(x)$ 在闭区间 $[a,b]$ 上可导.

## 三、导数的几何意义

从解析几何的知识可知，在曲线 $y = f(x)$ 上一点 $P_0(x_0, y_0)$ $[y_0 = f(x_0)]$ 处的切线，是割线 $P_0P$ 当 $P(x, y)$ 沿曲线趋近于 $P_0$ 时的极限位置. 如图 3.2 所示.

割线 $P_0P$ 的斜率 $\bar{k} = \dfrac{f(x) - f(x_0)}{x - x_0}$，而过点 $P$ 的切线斜率 $k = \lim\limits_{x \to x_0} \dfrac{f(x) - f(x_0)}{x - x_0}$.

由导数的定义可知 $k = f'(x_0)$，即函数 $f(x)$ 在 $x_0$ 的导数值的几何意义是：曲线 $y = f(x)$ 在点 $[x_0, f(x_0)]$ 处切线的斜率.

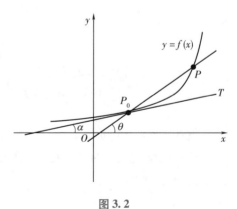

**图 3.2**

由此可得曲线 $y = f(x)$ 在点 $P_0(x_0, y_0)$ 处的切线方程为

$$y - y_0 = f'(x_0)(x - x_0)$$

法线方程为

$$y - y_0 = -\frac{1}{f'(x_0)}(x - x_0) \quad (f'(x_0) \neq 0)$$

**例3.4** 求曲线 $y = x^2$ 在 (2, 4) 处的切线方程与法线方程（图3.3）.

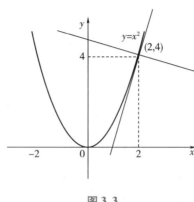

**图3.3**

**解** 由于 $y' = 2x$，则曲线 $y = x^2$ 在 (2, 4) 处的切线斜率为 $y'(2) = 4$，

故切线方程为 $y - 4 = 4(x - 2)$，即 $4x - y - 4 = 0$；

法线方程为 $y - 4 = -\frac{1}{4}(x - 2)$，即 $x + 4y - 18 = 0$.

## 四、几个基本初等函数的导数

除了我们在上面的求导举例中得到的求导公式 $C' = 0$ 和 $(x^n)' = nx^{n-1}$ 外，我们还给出几个常用的基本初等函数的求导公式的推导过程：

**例3.5** 求函数 $y = f(x) = \cos x$ 的导数.

**解**

$$f'(x) = \lim_{\Delta x \to 0} \frac{\cos(x + \Delta x) - \cos(x)}{\Delta x} = \lim_{\Delta x \to 0} \frac{-2\sin\left(x + \frac{\Delta x}{2}\right)\sin\frac{\Delta x}{2}}{\Delta x}$$

$$= \lim_{\Delta x \to 0} -\sin\left(x + \frac{\Delta x}{2}\right) \cdot \lim_{\Delta x \to 0} \frac{\sin\frac{\Delta x}{2}}{\frac{\Delta x}{2}} = -\sin x \cdot 1 = -\sin x$$

同理可得 $(\sin x)' = \cos x$.

**例3.6** 求函数 $y = f(x) = \log_a x$ 的导数，其中 $a > 0$，$a \neq 1$.

**解**

$$f'(x) = \lim_{\Delta x \to 0} \frac{\log_a(x + \Delta x) - \log_a x}{\Delta x} = \lim_{\Delta x \to 0} \frac{1}{\Delta x}\log_a\left(1 + \frac{\Delta x}{x}\right)$$

$$= \lim_{\Delta x \to 0} \log_a\left(1 + \frac{\Delta x}{x}\right)^{\frac{1}{\Delta x}} = \lim_{\Delta x \to 0} \log_a\left(1 + \frac{\Delta x}{x}\right)^{\frac{x}{\Delta x} \cdot \frac{1}{x}}$$

$$= \log_a \lim_{\Delta x \to 0}\left[\left(1 + \frac{\Delta x}{x}\right)^{\frac{x}{\Delta x}}\right]^{\frac{1}{x}} = \log_a e^{\frac{1}{x}} = \frac{1}{x\ln a}$$

特别地，$(\ln x)' = \dfrac{1}{x}$.

**例 3.7** 求函数 $y = f(x) = a^x$ 的导数.

**解**

$$f'(x) = \lim_{\Delta x \to 0} \frac{a^{x+\Delta x} - a^x}{\Delta x} = a^x \lim_{\Delta x \to 0} \frac{a^{\Delta x} - 1}{\Delta x} = a^x \ln a \quad (\text{见例 2.19})$$

特别地，$(e^x)' = e^x$.

# 第二节　求导法则

在上节中，我们用定义得到少数基本初等函数的导数公式，在此节中，我们可以利用求导法则来解决复杂的求导问题.

## 一、函数和、差、积、商的求导法则

**定理 3.2**（导数的四则运算法则）　如果函数 $y = f(x)$ 及 $y = g(x)$ 都在点 $x$ 可导，那么其和、差、积、商（分母不能为零）在点 $x$ 也可导，且

（1）$[f(x) \pm g(x)]' = f'(x) \pm g'(x)$；

（2）$[f(x)g(x)]' = f'(x)g(x) + f(x)g'(x)$；

（3）$\left[\dfrac{f(x)}{g(x)}\right]' = \dfrac{f'(x)g(x) - f(x)g'(x)}{g^2(x)}$.

**证**：（1）由导数的定义知

$$[f(x) \pm g(x)]' = \lim_{\Delta x \to 0} \frac{[f(x+\Delta x) \pm g(x+\Delta x)] - [f(x) \pm g(x)]}{\Delta x}$$

$$= \lim_{\Delta x \to 0} \left[\frac{f(x+\Delta x) - f(x)}{\Delta x} \pm \frac{g(x+\Delta x) - g(x)}{\Delta x}\right]$$

$$= \lim_{\Delta x \to 0} \frac{f(x+\Delta x) - f(x)}{\Delta x} \pm \lim_{\Delta x \to 0} \frac{g(x+\Delta x) - g(x)}{\Delta x}$$

$$= f'(x) \pm g'(x)$$

（2）同理由定义知

$$[f(x)g(x)]' = \lim_{\Delta x \to 0} \frac{f(x+\Delta x)g(x+\Delta x) - f(x)g(x)}{\Delta x}$$

$$= \lim_{\Delta x \to 0} \frac{f(x+\Delta x)g(x+\Delta x) - f(x)g(x+\Delta x) + f(x)g(x+\Delta x) - f(x)g(x)}{\Delta x}$$

$$= \lim_{\Delta x \to 0} \frac{f(x+\Delta x)g(x+\Delta x) - f(x)g(x+\Delta x)}{\Delta x} + \lim_{\Delta x \to 0} \frac{f(x)g(x+\Delta x) - f(x)g(x)}{\Delta x}$$

$$= g(x) \lim_{\Delta x \to 0} \frac{f(x+\Delta x) - f(x)}{\Delta x} + f(x) \lim_{\Delta x \to 0} \frac{g(x+\Delta x) - g(x)}{\Delta x}$$

$$= f'(x)g(x) + f(x)g'(x)$$

类似可证（3）.

**推论 1**　$[Cf(x)]' = Cf'(x)$.

**推论 2**　设 $y = f_1(x)f_2(x)f_3(x)$，其中 $f_1(x)$、$f_2(x)$、$f_3(x)$ 都在点 $x$ 处可导，则

$$[f_1(x)f_2(x)f_3(x)]' = f_1'(x)f_2(x)f_3(x) + f_1(x)f_2'(x)f_3(x) + f_1(x)f_2(x)f_3'(x)$$

**注**：推论 2 可推广至有限个函数的乘积的求导问题.

**例 3.8**　已知函数 $y = 2x^5 - 4x^2 + 3x - 1$，求 $y'$.

**解**　$y' = (2x^5 - 4x^2 + 3x - 1)' = (2x^5)' - (4x^2)' + (3x)' - (1)' = 10x^4 - 8x + 3$.

**例 3.9**　已知函数 $y = x^2 \ln x - 3\cos x$，求 $y'$.

**解**
$$y' = (x^2 \ln x - 3\cos x)' = (x^2 \ln x)' - (3\cos x)'$$
$$= (x^2)' \ln x + x^2 (\ln x)' - 3(\cos x)' = 2x\ln x + x + 3\sin x$$

**例 3.10**　已知函数 $y = \tan x$，求 $y'$.

**解**　$y' = \left( \dfrac{\sin x}{\cos x} \right)' = \dfrac{(\sin x)' \cos x - \sin x (\cos x)'}{\cos^2 x} = \dfrac{\cos^2 x + \sin^2 x}{\cos^2 x} = \sec^2 x$

类似可得 $(\cot x)' = -\csc^2 x$，$(\sec x)' = \sec x \tan x$，$(\csc x)' = -\csc x \cot x$.

## 二、反函数的求导法则

设 $y = f(x)$ 在某区间上单调连续，则它一定存在反函数 $x = f^{-1}(y)$，且在对应区间上也单调连续（证略）.

**定理 3.3**　如果 $y = f(x)$ 与 $x = f^{-1}(y)$ 互为反函数，都单调可导，且 $f'(x) \neq 0$（即 $\dfrac{dy}{dx} \neq 0$），则有
$$[f^{-1}(y)]' = \frac{1}{f'(x)} \text{ 或 } \frac{dx}{dy} = \frac{1}{\dfrac{dy}{dx}}$$

**证**　设 $\Delta x$、$\Delta y$ 分别为 $x$、$y$ 的改变量，由单调性知 $\Delta x \neq 0$ 时，$\Delta y \neq 0$，且 $\Delta y \to 0$ 时，有 $\Delta x \to 0$. 对 $\dfrac{\Delta x}{\Delta y} = \dfrac{1}{\dfrac{\Delta y}{\Delta x}}$ 两端取 $\Delta y \to 0$ 时的极限得

$$\frac{dx}{dy} = \lim_{\Delta y \to 0} \frac{\Delta x}{\Delta y} = \frac{1}{\lim\limits_{\Delta x \to 0} \dfrac{\Delta y}{\Delta x}} = \frac{1}{\dfrac{dy}{dx}}$$

注：此定理可简记为 $x'_y = \dfrac{1}{y'_x}$ 或 $y'_x = \dfrac{1}{x'_y}$，其中 $x'_y$ 表示因变量 $x$ 求关于自变量 $y$ 的导数.

**例 3.11**　求 $y = \arcsin x$（$-1 < x < 1$）的导数.

**解**　$y = \arcsin x$ 在 $x \in (-1, 1)$ 内的反函数为 $x = \sin y$，$y \in \left( -\dfrac{\pi}{2}, \dfrac{\pi}{2} \right)$，且 $x'_y = \cos y$，则

$$y'_x = \frac{1}{x'_y} = \frac{1}{\cos y} = \frac{1}{\sqrt{1 - \sin^2 y}} = \frac{1}{\sqrt{1 - x^2}}$$

类似可得 $(\arccos x)' = -\dfrac{1}{\sqrt{1 - x^2}}$，$(\arctan x)' = \dfrac{1}{1 + x^2}$，$(\cot x)' = -\dfrac{1}{1 + x^2}$.

## 三、复合函数的求导法则

**定理 3.4**　如果 $y = f(u)$ 在 $u$ 处可导，$u = \varphi(x)$ 在 $x$ 处可导，则复合函数 $y = f[\varphi(x)]$ 在 $x$ 处的导数为
$$y'_x = y'_u \cdot u'_x \text{ 或 } \frac{dy}{dx} = \frac{dy}{du} \cdot \frac{du}{dx} \text{ 或 } \frac{dy}{dx} = f'_u(u)\varphi'_x(x)$$

**证**　设 $x$ 的改变量为 $\Delta x$，相应地 $u$ 的改变量 $\Delta u$，$y$ 的改变量 $\Delta y$，而
$$\frac{\Delta y}{\Delta x} = \frac{\Delta y}{\Delta u} \cdot \frac{\Delta u}{\Delta x}$$

令 $\Delta x \to 0$，对上式两边取极限得

$$\lim_{\Delta x \to 0} \frac{\Delta y}{\Delta x} = \lim_{\Delta x \to 0} \frac{\Delta y}{\Delta u} \cdot \frac{\Delta u}{\Delta x} = \lim_{\Delta x \to 0} \frac{\Delta y}{\Delta u} \cdot \lim_{\Delta x \to 0} \frac{\Delta u}{\Delta x}$$

由 $u = \varphi(x)$ 在点 $x$ 可导，可得 $u$ 在点 $x$ 连续，即当 $\Delta x \to 0$ 时，$\Delta u \to 0$.

则 $\lim\limits_{\Delta x \to 0} \dfrac{\Delta y}{\Delta x} = \lim\limits_{\Delta u \to 0} \dfrac{\Delta y}{\Delta u} \cdot \lim\limits_{\Delta x \to 0} \dfrac{\Delta u}{\Delta x}$，即 $\dfrac{dy}{dx} = \dfrac{dy}{du} \cdot \dfrac{du}{dx}$.

**例 3.12**　设 $y = \sin e^x$，求 $\dfrac{dy}{dx}$.

**解**　因为 $y = \sin e^x$ 由 $y = \sin u$ 和 $u = e^x$ 复合而成，所以

$$\frac{dy}{dx} = \frac{dy}{du} \cdot \frac{du}{dx} = \cos u \cdot e^x = e^x \cos e^x$$

**例 3.13**　设 $x > 0$，证明幂函数的导数公式：$(x^\mu)' = \mu x^{\mu-1}$ （$\mu \in R$）.

**证明：** 函数 $y = x^\mu = e^{\ln x^\mu} = e^{\mu \ln x}$ 可看作 $y = e^u$ 与 $u = \mu \ln x$ 的复合，则

$$\frac{dy}{dx} = \frac{dy}{du} \cdot \frac{du}{dx} = e^u \cdot \mu \cdot \frac{1}{x} = \mu \cdot e^{\mu \ln x} \cdot \frac{1}{x} = \mu \cdot e^{\ln x^\mu} = \mu x^\mu \cdot \frac{1}{x} = \mu x^{\mu-1}.$$

此链式求导法则可推广到多个中间变量的情况，例如：设 $y = f(u)$、$u = g(v)$、$v = w(x)$，如果函数在相应的点上可导，则有

$$y'_x = f'_u \cdot g'_v \cdot w'_x \quad \text{或} \quad \frac{dy}{dx} = \frac{dy}{du} \cdot \frac{du}{dv} \cdot \frac{dv}{dx}$$

**例 3.14**　设 $y = \ln \arcsin \dfrac{1}{x}$，求 $\dfrac{dy}{dx}$.

**解**　因为 $y = \ln \arcsin \dfrac{1}{x}$ 由 $y = \ln u$、$u = \arcsin v$、$v = \dfrac{1}{x}$ 复合而成，所以

$$\frac{dy}{dx} = \frac{dy}{du} \cdot \frac{du}{dv} \cdot \frac{dv}{dx} = \frac{1}{u} \cdot \frac{1}{\sqrt{1-v^2}} \cdot \left( -\frac{1}{x^2} \right)$$

$$= \frac{1}{\arcsin \dfrac{1}{x}} \cdot \frac{1}{\sqrt{1 - \left( \dfrac{1}{x} \right)^2}} \cdot \left( -\frac{1}{x^2} \right)$$

为了方便，现将导数公式与运算法则汇总如下.

**导数公式：**

（1）$C' = 0$

（2）$(x^\alpha)' = \alpha x^{\alpha-1}$

（3）$(\sin x)' = \cos x$

（4）$(\cos x)' = -\sin x$

（5）$(\tan x)' = \sec^2 x$

（6）$(\cot x)' = -\csc^2 x$

（7）$(\sec x)' = \sec x \tan x$

（8）$(\csc x)' = -\csc x \cot x$

（9）$(\log_a x)' = \dfrac{1}{x \ln a}$ （$a > 0$，$a$ 不等于 $1$）

（10）$(\ln x)' = \dfrac{1}{x}$

（11）$(a^x)' = a^x \ln a$

（12）$(e^x)' = e^x$

（13）$(\arcsin x)' = \dfrac{1}{\sqrt{1-x^2}}$

（14）$(\arccos x)' = -\dfrac{1}{\sqrt{1-x^2}}$

（15）$(\arctan x)' = \dfrac{1}{1+x^2}$

（16）$(\text{arccot}\, x)' = -\dfrac{1}{1+x^2}$

**求导法则：**

（1）$[u(x) \pm v(x)]' = u'(x) \pm v'(x)$

（2）$[u(x)v(x)]' = u'(x)v(x) + u(x)v'(x)$

（3）$\left[\dfrac{u(x)}{v(x)}\right]' = \dfrac{u'(x)v(x) - u(x)v'(x)}{v^2(x)}$ $[v(x) \neq 0]$

（4）如果 $y = f(u)$、$u = \varphi(x)$，则其导数为

$$y'_x = y'_u \cdot u'_x \quad \text{或} \quad \frac{\mathrm{d}y}{\mathrm{d}x} = \frac{\mathrm{d}y}{\mathrm{d}u} \cdot \frac{\mathrm{d}u}{\mathrm{d}x} \quad \text{或} \quad \frac{\mathrm{d}y}{\mathrm{d}x} = f'_u(u)\varphi'_x(x)$$

注：上面是求导的基本公式和法则，下面就几种特殊形式函数的求导问题展开讨论.

## 四、隐函数的求导法则

前面我们讨论的函数，因变量 $y$ 都可以由自变量 $x$ 表达式 $y = f(x)$ 表示，这样的函数称为**显函数**（explicit function），但有些因变量 $y$ 不能直接用 $x$ 表达式 $y = f(x)$ 表示，而是由一个关于 $x$ 和 $y$ 的方程确定，例如 $xy + \mathrm{e}^y - \mathrm{e}^x = 0$，因为当 $x$ 在 $(-\infty, +\infty)$ 内取值时，变量 $y$ 有确定的值与之对应，因此此方程也表示一个函数.

**定义 3.5** 如果 $y$ 和 $x$ 之间的函数关系是由包含 $x$ 和 $y$ 的一个方程 $F(x, y) = 0$ 给出，则称 $y$ 是 $x$ 的**隐函数**（implicit function）.

其求导方法是：令由方程 $F(x, y) = 0$ 确定的隐函数为 $y = y(x)$，将方程 $F(x, y) = 0$ 的两边同时对 $x$ 求导（$y$ 是 $x$ 的隐函数），然后解出 $y'_x$ 即可. 特别注意：在隐函数求导的过程中，$y$ 是 $x$ 的隐函数，且 $y$ 对 $x$ 导数的表达式中可能含 $y$.

**例 3.15** 设 $y - x\mathrm{e}^y - 1 = 0$，求 $y'$.

**解** 将方程的两边同时对 $x$ 求导得

$$y'_x - \mathrm{e}^y - x\mathrm{e}^y \cdot y'_x = 0'_x$$

解得

$$y'_x = \frac{\mathrm{e}^x}{1 - x\mathrm{e}^y}$$

**例 3.16** 设 $x^2 + xy^3 - y = 1$，求 $y'\big|_{x=1}$.

**解** 将方程的两边同时对 $x$ 求导得

$(x^2 + xy^3 - y)'_x = 1'_x$，$2x + y^3 + 3xy^2 y'_x - y'_x = 0$，

$y'\big|_{x=1} = \dfrac{2x + y^3}{1 - 3xy^2}\bigg|_{\substack{x=1 \\ y=1}} = -1$

## 五、对数求导法则

1. 求幂指型函数 $y = u(x)^{v(x)}$ ［其中 $u(x)$、$v(x)$ 均为 $x$ 的可导函数，且 $u(x) > 0$］的导数，可以先对该函数两边取对数，然后再用隐函数求导法则求导.

即对 $y = u(x)^{v(x)}$ 的两边取对数得 $\ln y = v(x)\ln u(x)$，再对此式两边关于 $x$ 求导得

$$\frac{1}{y}y' = v'(x)\ln u(x) + \frac{v(x)u'(x)}{u(x)}$$

可得一般幂指型函数 $y = u^v$ 的导数公式为：$y' = (u^v)' = u^v\left(v'\ln u + \dfrac{vu'}{u}\right)$

**例 3.17** 设已知函数 $y = x^x$，求 $y'\big|_{x=e}$.

**解** 只要令 $u(x) = x$、$v(x) = x$ 代入幂指型函数 $y = u^v$ 的导数公式 $y' = (u^v)' = u^v\left(v'\ln u + \dfrac{vu'}{u}\right)$，可得

$y' = x^x (\ln x + 1)$，则 $y' \big|_{x=e} = e^e (\ln e + 1) = 2e^e$.

**例 3.18**  求 $y = \dfrac{x^{\ln x}}{(\ln x)^x}$ 的导数.

**解**  将 $y = \dfrac{x^{\ln x}}{(\ln x)^x}$ 两边同时取对数，得 $\ln y = (\ln x)^2 - x \ln \ln x$，再将方程两边同时对 $x$ 求导，得

$$\frac{1}{y} y' = 2(\ln x) \cdot \frac{1}{x} - \ln \ln x - x \cdot \frac{1}{\ln x} \cdot \frac{1}{x}$$

解得

$$y' = \frac{x^{\ln x}}{(\ln x)^x} \left( \frac{2\ln x}{x} - \ln \ln x - \frac{1}{\ln x} \right)$$

2. 若求由若干个函数的积、商及方根组成函数的导数，也可以用对数求导法则求导.

**例 3.19**  求 $y = \sqrt[4]{\dfrac{(x+2)^3 (x-1)^2}{(x-3)^5}}$ 的导数.

**解**  对上式两边取对数得

$$\ln y = \frac{3}{4}\ln(x+2) + \frac{1}{2}\ln(x-1) - \frac{5}{4}\ln(x-3)$$

上式两边对 $x$ 求导得

$$\frac{1}{y} y' = \frac{3}{4(x+2)} + \frac{1}{2(x-1)} - \frac{5}{4(x-3)}$$

解得

$$y' = \sqrt[4]{\frac{(x+2)^3 (x-1)^2}{(x-3)^5}} \left[ \frac{3}{4(x+2)} + \frac{1}{2(x-1)} - \frac{5}{4(x-3)} \right]$$

## 六、由参数方程确定函数的求导法则

在平面直角坐标系下，一般的曲线可以用参数方程给出：

$$\begin{cases} x = \varphi(t) \\ y = \psi(t) \end{cases} \quad t \in [\alpha, \beta]$$

**定理 3.5**  设上述参数方程中 $\varphi$ 和 $\psi$ 均是可导函数，且 $\varphi'(t) \neq 0$，则有

$$\frac{\mathrm{d}y}{\mathrm{d}x} = \frac{\dfrac{\mathrm{d}y}{\mathrm{d}t}}{\dfrac{\mathrm{d}x}{\mathrm{d}t}} = \frac{\psi'(t)}{\varphi'(t)}$$

注：由于 $x$ 和 $y$ 都是参数 $t$ 的函数，则 $\dfrac{\mathrm{d}y}{\mathrm{d}x}$ 也是参数 $t$ 的函数.

**例 3.20**  求椭圆曲线 $\begin{cases} x = a\cos t \\ y = b\sin t \end{cases}$ 所确定的函数的导数 $\dfrac{\mathrm{d}y}{\mathrm{d}x}$.

**解**  $\dfrac{\mathrm{d}y}{\mathrm{d}x} = \dfrac{\dfrac{\mathrm{d}y}{\mathrm{d}t}}{\dfrac{\mathrm{d}x}{\mathrm{d}t}} = \dfrac{b\cos t}{-a\sin t} = -\dfrac{b}{a}\cot t$

## 七、高阶导数

质点在直线运动时，速度是位移对时间的导数，而加速度又是速度对时间的导数，如这种位移函数

对时间求导数得到速度函数后再对时间求导数的问题，需要用高阶导数概念来表示.

**定义 3.6** 如果 $y = f(x)$ 导函数 $y'$ 仍然是可导函数，则可进而求出它的导数，即 $(y')' = \dfrac{\mathrm{d}}{\mathrm{d}x}\left(\dfrac{\mathrm{d}y}{\mathrm{d}x}\right)$，

称为 $y = f(x)$ 的**二阶导数**（second derivative），记作：$y''$，$f''(x)$，$\dfrac{\mathrm{d}^2 y}{\mathrm{d}x^2}$，$\dfrac{\mathrm{d}^2 f(x)}{\mathrm{d}x^2}$.

类似递推可定义，二阶导数的导数称为三阶导数，三阶导数的导数称为四阶导数，$\cdots$，$(n-1)$ 阶导数的导数称为 $n$ 阶导数，分别记作：

$$y''',\ y^{(4)},\ \cdots,\ y^{(n)} \text{ 或 } \frac{\mathrm{d}^3 y}{\mathrm{d}x^3},\ \frac{\mathrm{d}^4 y}{\mathrm{d}x^4},\ \cdots,\ \frac{\mathrm{d}^n y}{\mathrm{d}x^n}$$

且

$$\frac{\mathrm{d}^n y}{\mathrm{d}x^n} = \frac{\mathrm{d}}{\mathrm{d}x}\left(\frac{\mathrm{d}^{n-1} y}{\mathrm{d}x^{n-1}}\right)$$

二阶及以上的导数统称为**高阶导数**（derivative of higher order）.

**例 3.21** 求 $y = \mathrm{e}^{ax}$ 的 $n$ 阶导数.

**解** $y' = a\mathrm{e}^{ax}$，$y'' = (a\mathrm{e}^{ax})' = a^2\mathrm{e}^{ax}$，$\dots$，$y^{(n)} = (a^{n-1}\mathrm{e}^{ax})' = a^n\mathrm{e}^{ax}$.

**例 3.22** 求 $y = \sin x$ 的 $n$ 阶导数.

**解**

$$y' = \cos x = \sin\left(x + \frac{\pi}{2}\right)$$

$$y'' = \left(\sin\left(x + \frac{\pi}{2}\right)\right)' = \sin\left(x + \frac{\pi}{2} + \frac{\pi}{2}\right)\left(x + \frac{\pi}{2}\right)' = \sin\left(x + \frac{2\pi}{2}\right)$$

$$\cdots\cdots$$

$$y^{(n)} = \left(\sin\left(x + \frac{(n-1)\pi}{2}\right)\right)' = \sin\left(x + \frac{n\pi}{2}\right)$$

同理可得 $(\cos x)^{(n)} = \cos\left(x + \dfrac{n\pi}{2}\right)$.

**例 3.23** 求 $y = \ln(x+1)$ 的 $n$ 阶导数.

**解** $y' = \dfrac{1}{x+1}$，$y'' = (y')' = -\dfrac{1}{(x+1)^2}$，$y''' = (y'')' = \dfrac{1 \cdot 2}{(x+1)^3}$，$\cdots\cdots$

一般的可以得到

$$y^{(n)} = (-1)^{n-1}\frac{(n-1)!}{(x+1)^n}$$

**例 3.24** 求隐函数 $xy + \mathrm{e}^y - \mathrm{e}^x = 0$ 的二阶导数.

**解** 在等式 $xy + \mathrm{e}^y - \mathrm{e}^x = 0$ 两边同时关于 $x$ 求导得

$$y + xy' + \mathrm{e}^y \cdot y' - \mathrm{e}^x = 0$$

解得

$$y' = \frac{\mathrm{e}^x - y}{\mathrm{e}^y + x}$$

在等式 $y + xy' + \mathrm{e}^y \cdot y' - \mathrm{e}^x = 0$ 两边再同时关于 $x$ 求导得

$$y' + y' + xy'' + \mathrm{e}^y(y')^2 + \mathrm{e}^y y'' - \mathrm{e}^x = 0$$

解得

$$y'' = \frac{\mathrm{e}^x - 2y' - \mathrm{e}^y(y')^2}{\mathrm{e}^y + x}$$

将 $y' = \dfrac{\mathrm{e}^x - y}{\mathrm{e}^y + x}$ 代入 $y'' = \dfrac{\mathrm{e}^x - 2y' - \mathrm{e}^y(y')^2}{\mathrm{e}^y + x}$，解得

$$y'' = \frac{e^{x+2y} - e^{2x+y} + 2(x+y-1)e^{x+y} + x(x-2)e^x - (2x+y^2)e^y + 2xy}{(e^y + x)^3}$$

**例 3.25** 求星形线（内摆线的一种）$\begin{cases} x = a\cos^3\theta \\ y = a\sin^3\theta \end{cases}$ 的二阶导数 $\dfrac{d^2y}{dx^2}$.

**解**

$$\frac{dy}{dx} = \frac{\dfrac{dy}{d\theta}}{\dfrac{dx}{d\theta}} = \frac{(a\sin^3\theta)'_\theta}{(a\cos^3\theta)'_\theta} = \frac{3a\sin^2\theta\cos\theta}{-3a\sin\theta\cos^2\theta} = -\tan\theta$$

$$\frac{d^2y}{dx^2} = \frac{d}{dx}\left(\frac{dy}{dx}\right) = \frac{(-\tan\theta)'_\theta}{(a\cos^3\theta)'_\theta} = \frac{-\sec^2\theta}{-3a\sin\theta\cos^2\theta} = \frac{1}{3a\sin\theta\cos^4\theta}$$

🌐 **知识链接**

## 微分学的产生

从 15 世纪初文艺复兴时期起，欧洲的农业、工业、航海事业与商贾贸易得到大规模的发展，形成了一个新的经济时代．正处于资本主义萌芽时期的十六世纪欧洲，生产力得到了巨大的发展．生产实践的发展对自然科学提出了新的课题，迫切要求天文学、力学等基础科学的发展，而这些学科都依赖着数学，进而推动了数学的发展．在各类学科对数学提出的种种需求中，三类问题导致了微分学的产生：①求变速运动的瞬时速度；②求曲线上一点处的切线；③求最大值和最小值．这些实际问题的原型都归结为函数相对于自变量变化而变化的快慢程度，即所谓函数的变化率问题．牛顿从"变速运动的瞬时速度"出发，莱布尼茨从"曲线上一点处的切线"出发，分别给出了导数的概念．

答案解析

> **目标检测**

1. 设 $f(x) = \cos 2x$，试按定义求 $f'(0)$.

2. 求 $y = 2x - x^3$ 在点 $(1,1)$ 处的切线方程和法线方程.

3. 讨论函数 $f(x) = \begin{cases} x^2\sin\dfrac{1}{x}, & x > 0 \\ 0, & x \leq 0 \end{cases}$ 在 $x = 0$ 处的可导性.

4. 试确定 $a, b$ 的值，使 $f(x) = \begin{cases} e^x, & x \leq 0 \\ x^2 + ax + b, & x > 0 \end{cases}$ 在点 $x = 0$ 处可导.

5. 求下列函数的导数.

（1）$y = x^a + a^x + a^a$
（2）$y = \sqrt{3x} + \dfrac{3}{x}$

（3）$y = \dfrac{\ln x - 1}{\ln x + 1}$
（4）$y = x\ln x$

（5）$y = \cos^2 x$
（6）$y = \sin(\ln x) + \ln(\sin x)$

（7）$y = x^{\cos x}$
（8）$y = \sqrt{\dfrac{x(x^2 + 1)}{(x+1)^2}}$

6. 求由下列方程所确定的隐函数的导数 $y'$.

（1）$y = \cos(x + y)$ 　　　　　　　　　　　　（2）$xy = \ln(x + y)$

7. 求下列函数的二阶导数

（1）$y = \ln(1 + x)$ 　　　　　　　　　　　　（2）$y = \sin^2 x$

8. 求下列参数方程 $\begin{cases} x = 2e^{-t} \\ y = 3e^t \end{cases}$ 所确定的函数的导数 $\dfrac{\mathrm{d}y}{\mathrm{d}x}$ 及二阶导数 $\dfrac{\mathrm{d}^2 y}{\mathrm{d}x^2}$.

9. 患者服药后，药物通过肾脏排泄的血药浓度 $c$ 和时间 $t$ 的关系为 $c(t) = c_0(1 - e^{-kt})$，其中 $c_0$ 为血药初始浓度，$k$ 为常数，求药物的排泄速率.

---

**书网融合……**

本章小结

微课

# 第四章　函数的微分

📖 **学习目标**

1. **掌握**　基本初等函数的微分公式；微分运算法则，并会计算初等函数的微分；洛必达法则，会用洛必达法则求未定式的极限；判定函数的单调性、求函数的极值、解较简单的最值应用问题、判定曲线的凹凸性和拐点的方法．

2. **熟悉**　微分的概念；洛必达法则未定式使用条件；函数极值及曲线的凹凸性判定法则．

3. **了解**　可导与微分的关系；微分的几何意义；微分的简单应用．

4. **学会**　判定函数的单调性及曲线的凹凸性；求解函数的极值、最值；会利用洛必达法则求解极限．

⇒ **案例引导**

**案例**　有甲乙两个工厂，甲厂位于一直线河岸 A 处，乙厂与甲厂在河的同侧，乙厂位于离河岸 40km 的 B 处，乙厂到河岸的垂足 C 与 A 相距 50km，两厂要在此岸边合建一个供水站 D，从供水站到甲厂和乙厂的水管费用分别为每千米 3000 元和 5000 元，问供水站 D 建在岸边何处才能使水管费用最省？

**讨论**：根据题意，只有供水站 D 建在线段 AC 上某一适当位置，才能使水管费用最省，设点 D 距离 C 点为 $x$km，则距离 A 点为 $(50-x)$ km，假设铺设水管费用 $y$ 元，则 $y = 3000 \cdot (50-x) + 5000 \cdot \sqrt{40^2 + x^2}$，令 $y' = 0$，解得 $x = 30$，即供水站建在 A、C 之间距甲厂 20km 处，可使水管费用最省．

# 第一节　微分的概念

PPT

## 一、微分的定义

为了说明微分的概念，我们先来分析一个具体的例子．

**案例**：有一个边长为 $x$ 的正方形金属薄片，假定它受热而膨胀，其边长由 $x$ 变成 $x + \Delta x$，问此金属薄片的面积改变了多少？

设金属薄片的面积为 $y$，则 $y = x^2$，它膨胀后其边长由 $x$ 变成 $x + \Delta x$，则其面积的改变量为

$$\Delta y = (x + \Delta x)^2 - x^2 = 2x \cdot \Delta x + (\Delta x)^2$$

可见 $\Delta y$ 由两个部分组成，即 $\Delta x$ 的一次函数 $2x \cdot \Delta x$ 和 $\Delta x$ 的高次函数 $(\Delta x)^2$．

由 $\lim\limits_{\Delta x \to 0} \dfrac{(\Delta x)^2}{\Delta x} = 0$ 知 $(\Delta x)^2$ 是 $\Delta x$ 的高阶无穷小量，当 $|\Delta x|$ 很小时 $\Delta x$ 的高阶无穷小量可以忽略不计，由此得 $\Delta y \approx 2x \cdot \Delta x$，也即我们可以用线性部分 $2x \cdot \Delta x$ 来近似 $\Delta y$．

**定义 4.1**　设函数 $y = f(x)$ 在某区间有意义，如果函数的改变量

$$\Delta y = f(x_0 + \Delta x) - f(x_0)$$

可以表示为

$$\Delta y = A\Delta x + o(\Delta x)$$

式中，$A$ 是不依赖于 $\Delta x$ 的常数；$o(\Delta x)$ 是 $\Delta x$ 的高阶无穷小量，那么称函数 $y = f(x)$ 在点 $x_0$ 是**可微的**（differentiable），$A\Delta x$ 叫作函数 $y = f(x)$ 在点 $x_0$ 相应于自变量 $\Delta x$ 的**微分**（differentiation），记作 $\mathrm{d}y$，即

$$\mathrm{d}y = A\Delta x$$

为微分的计算公式.

**定理 4.1**　设函数 $y = f(x)$ 在 $x_0$ 的某邻域有定义，则 $f(x)$ 在点 $x_0$ 可微的充分必要条件是 $f(x)$ 在点 $x_0$ 可导，且有 $\mathrm{d}y = f'(x_0)\Delta x$ ［即 $A = f'(x_0)$］，也可记作 $\mathrm{d}y = f'(x_0)\mathrm{d}x$.

**证明**

设 $f(x)$ 在 $x_0$ 点可微，根据定义可得 $\Delta y = A\Delta x + o(\Delta x)$，

则 $\lim\limits_{\Delta x \to 0}\dfrac{\Delta y}{\Delta x} = \lim\limits_{\Delta x \to 0}\dfrac{A\Delta x + o(\Delta x)}{\Delta x} = A + \lim\limits_{\Delta x \to 0}\dfrac{o(\Delta x)}{\Delta x} = A + 0 = A$，即 $f(x)$ 在点 $x_0$ 可导，且有 $f'(x_0) = A$.

设 $f(x)$ 在 $x_0$ 处可导，则 $\lim\limits_{\Delta x \to 0}\dfrac{\Delta y}{\Delta x} = f'(x_0)$ 存在，由函数极限与无穷小量的关系知

$$\frac{\Delta y}{\Delta x} = f'(x_0) + \alpha$$

其中 $\lim\limits_{\Delta x \to 0}\alpha = 0$.

进一步可得 $\Delta y = f'(x_0)\Delta x + \alpha\Delta x$，而 $\alpha\Delta x = o(\Delta x)$，所以 $f(x)$ 在点 $x_0$ 是可微且 $\mathrm{d}y = f'(x_0)\Delta x$.

注：上述定理说明在一元函数中可导和可微是等价的，因此我们以后说到的"微分学"就作为导数与微分的统称.

函数 $y = f(x)$ 在任意点 $x$ 的微分，称为函数 $y = f(x)$ 的微分，也记作 $\mathrm{d}y$ 或 $\mathrm{d}f(x)$，即

$$\mathrm{d}y = f'(x)\Delta x$$

由微分可以得到 $\mathrm{d}x = \Delta x$，所以函数 $y = f(x)$ 的微分可以记作 $\mathrm{d}y = f'(x)\mathrm{d}x$，从而有 $\dfrac{\mathrm{d}y}{\mathrm{d}x} = f'(x)$. 因此，导数也叫作微商.

**例 4.1**　求函数 $y = x^3$ 当 $x = 1$，$\Delta x = 0.01$ 时的微分.

**解**　先求函数在任意点 $x$ 的微分 $\mathrm{d}y = (x^3)'\Delta x = 3x^2\Delta x$，

再求函数当 $x = 1$，$\Delta x = 0.01$ 时的微分值为 $\mathrm{d}y\Big|_{\substack{x=1\\ \Delta x = 0.01}} = 3x^2\Delta x\Big|_{\substack{x=1\\ \Delta x = 0.01}} = 0.03$.

按定义计算函数 $y = x^3$ 当 $x = 1$，$\Delta x = 0.01$ 时的改变量

$$\Delta y = (x + \Delta x)^3 - x^3 = 3x^2 \cdot \Delta x + 3x \cdot (\Delta x)^2 + (\Delta x)^3 = 0.030301$$

由此可见，当 $|\Delta x|$ 很小时，可以用函数的微分 $\mathrm{d}y$ 近似表示函数的改变量 $\Delta y$.

## 二、微分的几何意义

由前面的知识我们知道，曲线 $y = f(x)$ 上在点 $P_0(x_0, y_0)$ 的导数值 $f'(x_0)$ 的几何意义是曲线在 $P_0$ 点的切线斜率（图 4.1）. 当自变量有微小改变量 $\Delta x$ 时，得到曲线上另一点 $P = (x_0 + \Delta x, y_0 + \Delta y)$，过点 $P_0$ 作切线 $P_0T$，$P_0T$ 与 $x$ 轴的夹角记为 $\alpha$，则有

$$\Delta y = PQ$$

$$\mathrm{d}y = f'(x_0)\Delta x = \tan\alpha \cdot \Delta x = MQ$$

即 $\mathrm{d}y$ 为当自变量的改变量是 $\Delta x$ 时，切线上纵坐标的改变量.

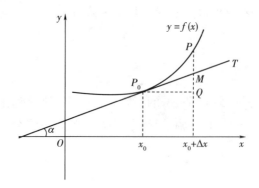

图 4.1

## 三、微分公式与微分运算法则

**1. 微分基本公式**

（1） $d(C) = 0$

（2） $d(x^{\alpha}) = \alpha x^{\alpha-1}dx$

（3） $d(\sin x) = \cos x dx$

（4） $d(\cos x) = -\sin x dx$

（5） $d(\tan x) = \sec^2 x dx$

（6） $d(\cot x) = -\csc^2 x dx$

（7） $d(\sec x) = \sec x \tan x dx$

（8） $d(\csc x) = -\csc x \cot x dx$

（9） $d(\log_a x) = \dfrac{1}{x \ln a}dx$

（10） $d(\ln x) = \dfrac{1}{x}dx$

（11） $d(a^x) = a^x \ln a dx$

（12） $d(e^x) = e^x dx$

（13） $d(\arcsin x) = \dfrac{1}{\sqrt{1-x^2}}dx$

（14） $d(\arccos x) = -\dfrac{1}{\sqrt{1-x^2}}dx$

（15） $d(\arctan x) = \dfrac{1}{1+x^2}dx$

（16） $d(\text{arccot}\,x) = -\dfrac{1}{1+x^2}dx$

**2. 函数和、差、积、商的微分法则**

（1） $d[u(x) \pm v(x)] = du(x) \pm dv(x)$

（2） $d[u(x)v(x)] = v(x)du(x) + u(x)dv(x)$

（3） $d\left[\dfrac{u(x)}{v(x)}\right] = \dfrac{v(x)du(x) - u(x)dv(x)}{v^2(x)}$ $\quad [v(x) \neq 0]$

推论： $d[Cu(x)] = Cdu(x)$

**3. 复合函数的微分法则**

设 $y = f(u)$、$u = g(x)$ 均可导，则复合函数 $y = f[g(x)]$ 的微分为

$$dy = y'_x dx = f'_u(u)g'_x(x)dx = f'_u(u)du \quad [因为\ du = g'_x(x)dx]$$

因此，无论 $u$ 是自变量还是中间变量，微分形式 $dy = f'_u(u)du$ 保持不变，这一性质称为一阶微分形式不变性.

**例 4.2** $y = \cos(1 - 2x^2)$，求 $dy$.

**解法一** 令 $y = \cos u$，$u = 1 - 2x^2$，则

$$dy = [\cos(1-2x^2)]'_x dx = -\sin(1-2x^2) \cdot (1-2x^2)'_x dx = 4x\sin(1-2x^2)dx$$

**解法二**

$$dy = d(\cos u) = -\sin u du = -\sin(1-2x^2)d(1-2x^2) = 4x\sin(1-2x^2)dx$$

**例 4.3** $y = \ln\sin(x^2 - 1)$，求 $dy$.

**解** 令 $y = \ln u$, $u = \sin v$, $v = x^2 - 1$, 则

$$\mathrm{d}y = \mathrm{d}\left[\ln\sin(x^2-1)\right] = \frac{1}{\sin(x^2-1)}\mathrm{d}\sin(x^2-1) = \frac{\cos(x^2-1)}{\sin(x^2-1)}\mathrm{d}(x^2-1) = 2x\cot(x^2-1)\mathrm{d}x$$

# 第二节 函数的导数与微分的应用

PPT

导数和微分主要应用有：①近似计算和误差估计；②洛必达法则；③函数的极值与最值及凹凸性．

## 一、利用微分计算近似值和误差估计

**1. 利用微分计算近似值** 若函数 $y = f(x)$ 在点 $x_0$ 处 $f'(x_0) \neq 0$, 则当 $|\Delta x|$ 很小时，有

$$\Delta y = f(x_0 + \Delta x) - f(x_0) \approx f'(x_0)\Delta x$$

即

$$f(x_0 + \Delta x) \approx f(x_0) + f'(x_0)\Delta x$$

**例 4.4** 当 $|x|$ 很小时有如下近似公式．

(1) $\sqrt[n]{1+x} \approx 1 + \dfrac{1}{n}x$      (2) $\sin x \approx x$

(3) $\ln(1+x) \approx x$        (4) $\mathrm{e}^x \approx 1 + x$

(5) $\tan x \approx x$

这里只证（1）（4），其他类似可证．

**证明** （1） $f(x) = \sqrt[n]{1+x}$, 则 $f'(x) = \dfrac{1}{n}(1+x)^{\frac{1}{n}-1}$.

令 $x_0 = 0$, $\Delta x = x$, 得

$f(x) \approx f(0) + f'(0)x = 1 + \dfrac{1}{n}x$, 即 $\sqrt[n]{1+x} \approx 1 + \dfrac{1}{n}x$.

（2） $f(x) = \mathrm{e}^x$, 则 $f'(x) = \mathrm{e}^x$

令 $x_0 = 0$, $\Delta x = x$, 得

$f(x) \approx f(0) + f'(0)x = 1 + x$, 即 $\mathrm{e}^x \approx 1 + x$.

**例 4.5** 计算 $\sqrt[3]{999}$ 的近似值（精确到 $10^{-5}$）．

**解** $\sqrt[3]{999} = \sqrt[3]{1000-1} = \sqrt[3]{1000\left(1 - \dfrac{1}{1000}\right)} = 10\sqrt[3]{1 - \dfrac{1}{1000}}$

取 $x = -\dfrac{1}{1000}$, 利用前面例子得

$$\sqrt[3]{999} \approx 10\left(1 - \dfrac{1}{3} \cdot \dfrac{1}{1000}\right) \approx 9.99667$$

**例 4.6** 求 $\sin 30°30'$ 的近似值（精确到 $10^{-5}$）．

**解** 由 $\sin(x_0 + \Delta x) \approx \sin x_0 + \cos x_0 \cdot \Delta x$ 得

$$\sin(30° + 0.5°) \approx \sin 30° + \cos 30° \cdot 0.5° = \frac{1}{2} + \frac{\sqrt{3}}{2} \cdot \frac{\pi}{360}$$

$$\approx 0.500000 + \frac{1.732051}{2.000000} \cdot \frac{3.141593}{360.000000}$$

$$\approx 0.500000 + 0.866026 \cdot 0.008727 \approx 0.50756$$

注意：在进行近似计算时，中间的每个近似值都比精确度要求高 10 倍．

**2. 利用微分估计误差**  在科学实验（包括医学实验）和生产实践中，经常要测定各种数据，如果某个量的精确值为 $x$，它的近似值为 $x_0$，则称 $|x-x_0|$ 为 $x_0$ 的**绝对误差**（absolute error），称 $\dfrac{|x-x_0|}{|x_0|}$ 为 $|x_0|$ 的**相对误差**（relative error）.

由于精确值 $x$ 实际上无法知道，因而只能根据测量仪器的精度等因素来确定误差的范围. 如果可确定 $|x-x_0|<\delta_x$，则称 $\delta_x$ 为**绝对误差限**（limit of absolute error），称 $\delta_x = \dfrac{\delta_x}{|x_0|}$ 为**相对误差限**（limit of relative error）.

在实际测定中，我们往往根据已测出的量 $x$ 来计算另一个相关的量 $y=f(x)$，这样需要根据 $x$ 的误差范围来估计 $y$ 的误差范围，由微分运算可得误差估计的方法，即

$$|\Delta y| \approx |\mathrm{d}y| = |f'(x_0)\Delta x| \leqslant |f'(x_0)|\delta_x$$

因此可取 $\delta_y = |f'(x_0)|\delta_x$，其中 $\delta_y$ 为 $y$ 的绝对误差限；

相对误差限 $\delta_y^* = \dfrac{\delta_y}{|y_0|} = \dfrac{|f'(x_0)|\delta_x}{|f(x_0)|} = \left|\dfrac{x_0 f'(x_0)}{f(x_0)}\right| \cdot \dfrac{\delta_x}{|x_0|} = \left|\dfrac{x_0 f'(x_0)}{f(x_0)}\right|\delta_x^*$

**例 4.7**  设测得一近似于球体直径 $D_0=50\,\mathrm{mm}$ 肿瘤，而检测仪器的精确度为 $\pm 0.01\,\mathrm{mm}$，即测量的绝对误差限 $\delta_D = 0.01\,\mathrm{mm}$，估计由此计算得到的肿瘤体积 $V_0$ 绝对误差限与相对误差限.

**解**  由球体的体积计算公式 $V=\dfrac{4}{3}\pi R^3 = \dfrac{4}{3}\pi\left(\dfrac{D}{2}\right)^3 = \dfrac{1}{6}\pi D^3$ 得

$$\delta_V = |V'(D_0)|\delta_D = \frac{\pi}{2}D_0^2\delta_D = \frac{\pi}{2}\cdot 50^2 \cdot 0.01 \approx 78.5398\,(\mathrm{mm}^3)$$

$$\delta_V^* = \frac{\delta_V}{V(D_0)} = \frac{\dfrac{\pi}{2}D_0^2\delta_D}{\dfrac{\pi}{6}D_0^3} = 3\frac{\delta_D}{D_0} = \frac{0.03}{50} \approx 0.06\%$$

因此，绝对误差限 $|\Delta V| \leqslant 78.5398\,\mathrm{mm}^3$，相对误差限 $\left|\dfrac{\Delta V}{V_0}\right| \leqslant 0.06\%$.

## 二、洛必达法则

在求极限的过程中，如果遇到极限原形为 $\dfrac{0}{0}$、$\dfrac{\infty}{\infty}$、$0\cdot\infty$、$\infty-\infty$、$0^0$、$1^\infty$ 和 $\infty^0$ 等类型而无法直接求的极限时，我们把这些极限称为未定式（未定型或不定型）的极限. 由下面的**洛必达法则**（L' hospital）结论知，可以利用导数计算这些不定式的极限，从而解决这类极限问题.

**1. $\dfrac{0}{0}$ 型未定式极限**

**定理 4.2**  $\left(\dfrac{0}{0}型\right)$  设 $f(x)$，$g(x)$ 满足：

（1） $\lim f(x) = \lim g(x) = 0$；

（2） $f'(x)$，$g'(x)$ 都存在，且 $g'(x) \neq 0$；

（3） $\lim\dfrac{f'(x)}{g'(x)}$ 存在（或为无穷大）.

则

$$\lim\frac{f(x)}{g(x)} = \lim\frac{f'(x)}{g'(x)}$$

**例 4.8** 求极限 $\lim\limits_{x \to 0} \dfrac{e^x - 1}{x}$.

**解** 这是一个 $\dfrac{0}{0}$ 型求极限的问题，用洛必达法则，得

$$\lim_{x \to 0} \frac{e^x - 1}{x} = \lim_{x \to 0} \frac{e^x}{1} = e^0 = 1$$

注意：当 $x \to 0$ 时，$e^x - 1 \sim x$.

**例 4.9** 求极限 $\lim\limits_{x \to 0} \dfrac{\sin x - x\cos x}{(e^x - 1)(\sqrt[3]{1 + x^2} - 1)}$.

**解** 由于当 $x \to 0$ 时有 $e^x - 1 \sim x$、$\sqrt[3]{1 + x^2} - 1 \sim \dfrac{1}{3} x^2$，所以

$$\lim_{x \to 0} \frac{\sin x - x\cos x}{(e^x - 1)(\sqrt[3]{1 + x^2} - 1)} = \lim_{x \to 0} \frac{\sin x - x\cos x}{x \cdot \frac{1}{3} x^2} = 3 \lim_{x \to 0} \frac{\sin x - x\cos x}{x^3} \left( \frac{0}{0} \right)$$

$$= 3 \lim_{x \to 0} \frac{\cos x - \cos x + x\sin x}{3x^2} = \lim_{x \to 0} \frac{x\sin x}{x^2} = \lim_{x \to 0} \frac{\sin x}{x} = 1$$

**例 4.10** 求极限 $\lim\limits_{x \to +\infty} \dfrac{\pi - 2\arctan x}{\dfrac{1}{x}}$.

**解** $\quad \lim\limits_{x \to +\infty} \dfrac{\pi - 2\arctan x}{\dfrac{1}{x}} = \lim\limits_{x \to +\infty} \dfrac{-\dfrac{2}{1 + x^2}}{-\dfrac{1}{x^2}} = \lim\limits_{x \to +\infty} \dfrac{2x^2}{1 + x^2} = 2.$

**2. $\dfrac{\infty}{\infty}$ 型未定式极限** ⓔ 微课 1　ⓔ 微课 2

**定理 4.3** $\left( \dfrac{\infty}{\infty} 型 \right)$　设 $f(x)$，$g(x)$ 满足：

（1）$\lim f(x) = \lim g(x) = \infty$；

（2）$f'(x)$，$g'(x)$ 都存在，且 $g'(x) \neq 0$；

（3）$\lim \dfrac{f'(x)}{g'(x)}$ 存在（或为无穷大）.

则

$$\lim \frac{f(x)}{g(x)} = \lim \frac{f'(x)}{g'(x)}$$

**例 4.11** 求极限 $\lim\limits_{x \to +\infty} \dfrac{\ln(x + \sqrt{1 + x^2})}{\sqrt{x}}$.

**解** 这是一个 $\dfrac{\infty}{\infty}$ 型求极限的问题，用洛必达法则，得

$$\lim_{x \to +\infty} \frac{\ln(x + \sqrt{1 + x^2})}{\sqrt{x}} = \lim_{x \to +\infty} \frac{\dfrac{1}{\sqrt{1 + x^2}}}{\dfrac{1}{2\sqrt{x}}} = \lim_{x \to +\infty} \frac{2\sqrt{x}}{\sqrt{1 + x^2}} = \lim_{x \to +\infty} \frac{\dfrac{2}{\sqrt{x}}}{\sqrt{1 + \dfrac{1}{x^2}}} = 0$$

**例 4.12** 求极限 $\lim\limits_{x \to +\infty} \dfrac{x^n}{e^x}$ $(n \in N^+)$.

**解** $\quad \lim\limits_{x \to +\infty} \dfrac{x^n}{e^x} = \lim\limits_{x \to +\infty} \dfrac{nx^{n-1}}{e^x} = \lim\limits_{x \to +\infty} \dfrac{n(n-1)x^{n-2}}{e^x} = \cdots\cdots = \lim\limits_{x \to +\infty} \dfrac{n!}{e^x} = 0$

**3. $0 \cdot \infty$、$\infty - \infty$、$0^0$、$1^\infty$、$\infty^0$ 型未定式的极限** 对于 $0 \cdot \infty$、$\infty - \infty$、$0^0$、$1^\infty$、$\infty^0$ 型的未定式，可转化为 $\dfrac{0}{0}$、$\dfrac{\infty}{\infty}$ 型的未定式极限，再利用洛必达法则计算.

**例 4.13** 求极限 $\lim\limits_{x \to +0} x \ln x$.

**解** 这是一个 $0 \cdot \infty$ 型未定式，可以通过取倒数的方法转化为 $\dfrac{\infty}{\infty}$ 型未定式计算.

$$\lim_{x \to +0} x \ln x = \lim_{x \to +0} \frac{\ln x}{\dfrac{1}{x}} = \lim_{x \to +0} \frac{\dfrac{1}{x}}{-\dfrac{1}{x^2}} = \lim_{x \to +0} -x = 0$$

**例 4.14** 求极限 $\lim\limits_{x \to 0}\left( \dfrac{1}{x} - \dfrac{1}{e^x - 1} \right)$.

**解** 这是一个 $\infty - \infty$ 型的未定式，可以通过通分的方法转化为 $\dfrac{0}{0}$ 型未定式，于是

$$\lim_{x \to 0}\left( \frac{1}{x} - \frac{1}{e^x - 1} \right) = \lim_{x \to 0} \frac{e^x - 1 - x}{x(e^x - 1)} \xlongequal[e^x - 1 \sim x]{\text{当} x \to 0 \text{时}} \lim_{x \to 0} \frac{e^x - 1 - x}{x^2}\left( \frac{0}{0} \right) = \lim_{x \to 0} \frac{e^x - 1}{2x} = \lim_{x \to 0} \frac{e^x}{2} = \frac{1}{2}$$

**例 4.15** 求极限 $\lim\limits_{x \to +0} x^x$.

**解** 这是一个 $0^0$ 型的未定式，设 $y = x^x$，两边取对数得 $\ln y = x \ln x = \dfrac{\ln x}{\dfrac{1}{x}}$，用取对数的方法转化为 $\dfrac{\infty}{\infty}$ 型未定式，于是由例 4.13 知 $\lim\limits_{x \to +0} \ln y = \lim\limits_{x \to +0} x \ln x = 0$，

故 $\lim\limits_{x \to +0} x^x = \lim\limits_{x \to +0} y = \lim\limits_{x \to +0} e^{\ln y} = e^{\lim\limits_{x \to +0} \ln y} = e^0 = 1$.

**例 4.16** 求极限 $\lim\limits_{x \to 1} x^{\frac{1}{x-1}}$.

**解** 这是一个 $1^\infty$ 型的未定式，设 $y = x^{\frac{1}{x-1}}$，两边取对数得 $\ln y = \dfrac{\ln x}{x - 1}$.

由于
$$\lim_{x \to 1} \ln y = \lim_{x \to 1} \frac{\ln x}{x - 1} = \lim_{x \to 1} \frac{\dfrac{1}{x}}{1} = \lim_{x \to 1} \frac{1}{x} = 1$$

从而
$$\lim_{x \to 1} x^{\frac{1}{x-1}} = \lim_{x \to 1} y = \lim_{x \to 1} e^{\ln y} = e^{\lim\limits_{x \to 1} \ln y} = e^1 = e$$

**例 4.17** 求极限 $\lim\limits_{x \to 0^+} (\cot x)^{\tan x}$.

**解** 这是一个 $\infty^0$ 型的未定式，设 $y = (\cot x)^{\tan x}$，两边取对数得 $\ln y = \tan x \ln \cot x$.

由于
$$\lim_{x \to 0^+} \ln y = \lim_{x \to 0^+} \tan x \ln \cot x \xlongequal[\tan x \sim x]{\text{当} x \to 0 \text{时}} \lim_{x \to 0^+} x \ln \cot x = \lim_{x \to 0^+} \frac{\ln \cot x}{\dfrac{1}{x}}\left( \frac{\infty}{\infty} \right)$$

$$= \lim_{x \to 0^+} \frac{\dfrac{1}{\cot x}(-\csc^2 x)}{-\dfrac{1}{x^2}} = \lim_{x \to 0^+} \frac{x^2 \tan x}{\sin^2 x} \xlongequal[\substack{\sin^2 x \sim x^2 \\ \tan x \sim x}]{\text{当} x \to 0 \text{时}} \lim_{x \to 0^+} \frac{x^2 \cdot x}{x^2} = 0$$

从而
$$\lim_{x \to 0} y = \lim_{x \to 0} e^{\ln y} = e^{\lim\limits_{x \to 0^+} \ln y} = e^0 = 1$$

## 三、函数的单调性、极值、最值和凹凸性

**1. 函数的单调性** 由于单调性的概念及性质在高中数学课本中已经学过，因此这里不加证明的给

出下列关于判断函数单调性的定理.

**定理 4.4** 设函数 $y=f(x)$ 在闭区间 $[a, b]$ 上连续, 在开区间 $(a, b)$ 内可导, 则

(1) 若在开区间 $(a, b)$ 内 $f'(x)>0$, 则函数 $y=f(x)$ 在 $(a, b)$ 内单调递增;

(2) 若在开区间 $(a, b)$ 内 $f'(x)<0$, 则函数 $y=f(x)$ 在 $(a, b)$ 内单调递减.

**例 4.18** 求 $y=f(x)=2x^3-18x^2+48x-1$ 的单调区间.

**解** 函数 $y=f(x)=2x^3-18x^2+48x-1$ 的定义域为 $(-\infty, +\infty)$, $y'=6x^2-36x+48=6(x-2)(x-4)$, 得令 $y'=0$ 的点: $x=2$, $x=4$, 而 $y'$ 不存在的点没有. 利用 $y'$ 的零点及不存在的点把 $f(x)$ 的定义域分为 3 个小区间, 如表 4.1 所示.

表 4.1

| $x$ | $(-\infty, 2)$ | $(2, 4)$ | $(4, +\infty)$ |
|---|---|---|---|
| $y'$ | + | − | + |
| $y$ | ↗ | ↘ | ↗ |

因此函数 $f(x)$ 在 $(-\infty, 2)$ 及 $(4, +\infty)$ 内单调递增, 在 $(2, 4)$ 内单调递减.

**2. 函数的极值** 极值的概念在高中已经学过, 这里只简要给出分别利用函数的一阶导数和二阶导数来判断极值的充分条件.

**定义 4.2** 设函数 $y=f(x)$ 在 $x_0$ 点可导且 $f'(x_0)=0$, 则称 $x_0$ 点为函数 $f(x)$ 的**驻点** (stationary point).

**定理 4.5** (极值的第一判别定理) 设函数 $y=f(x)$ 在 $x_0$ 点连续, 且在点 $x_0$ 的某去心邻域内可导.

(1) 若 $x\in(x_0-\delta, x_0)$ 时, $f'(x)>0$, 而 $x\in(x_0, x_0+\delta)$ 时, $f'(x)<0$, 则 $f(x)$ 在 $x_0$ 处取得极大值.

(2) 若 $x\in(x_0-\delta, x_0)$ 时, $f'(x)<0$, 而 $x\in(x_0, x_0+\delta)$ 时, $f'(x)>0$, 则 $f(x)$ 在 $x_0$ 处取得极小值.

(3) 若在点 $x_0$ 的某去心邻域内, 即 $x\in\hat{U}(x_0, \delta)$ 时, $f'(x)$ 的符号不变, 则 $f(x)$ 在 $x_0$ 处没有极值.

由图 4.2 可知, 函数的极值点可能出现在两种地方: 驻点和不可导点. 因此求函数极值的步骤如下.

(1) 求 $f'(x)$;

(2) 求出 $f(x)$ 所有的驻点和不可导点;

(3) 考虑 $f'(x)$ 的符号在每个驻点和不可导点左、右邻近的情况, 以确定该点是否为极值点, 如果是极值点则进一步确定是极大值还是极小值, 还可以求出极值.

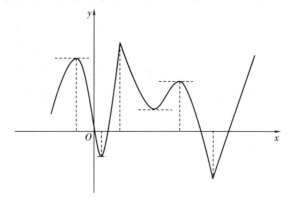

图 4.2

**例 4. 19**  求函数 $f(x) = (x-1)^2(x+1)^3$ 的极值.

**解**  $f'(x) = (x-1)(x+1)^2(5x-1)$

令 $f'(x) = 0$ 得驻点：$x = -1$、$\dfrac{1}{5}$、$1$，且没有 $f'(x)$ 不存在的点，考察在驻点附近 $f'(x)$ 的符号变化的情况，见表 4. 2.

表 4. 2

| $x$ | $(-\infty, -1)$ | $-1$ | $\left(-1, \dfrac{1}{5}\right)$ | $\dfrac{1}{5}$ | $\left(\dfrac{1}{5}, 1\right)$ | $1$ | $(1, +\infty)$ |
|---|---|---|---|---|---|---|---|
| $f'(x)$ | $+$ | $0$ | $+$ | $0$ | $-$ | $0$ | $+$ |
| $f(x)$ | ↗ | 无极值 | ↗ | 极大 | ↘ | 极小 | ↗ |

所以函数 $f(x)$ 在 $x = -1$ 处没有取得极值，在 $x = \dfrac{1}{5}$ 处取极大值 $f\left(\dfrac{1}{5}\right) = \dfrac{3456}{3125}$，在 $x = 1$ 处取得极小值 $f(1) = 0$.

注：①由例 4. 19 知，有些驻点不是极值点；②当函数 $f(x)$ 在驻点处的二阶导数存在且不为零，也可以利用二阶导数的符号来判断 $f(x)$ 在驻点处取得极大值还是极小值.

**定理 4. 6**（极值的第二判别定理）  设函数 $y = f(x)$ 在 $x_0$ 处具有二阶导数，且 $f'(x_0) = 0$（驻点），$f''(x_0) \neq 0$，那么，

（1）当 $f''(x_0) < 0$ 时，则函数 $f(x)$ 在 $x_0$ 处取得极大值.

（2）当 $f''(x_0) > 0$ 时，则函数 $f(x)$ 在 $x_0$ 处取得极小值.

**例 4. 20**  求函数 $f(x) = \dfrac{1}{4}x^4 - \dfrac{2}{3}x^3 + \dfrac{1}{2}x^2 + 2$ 的极值.

**解**  由 $f'(x) = x^3 - 2x^2 + x = x(x-1)^2 = 0$ 得驻点 $x = 0$ 或 $x = 1$.
$$f''(x) = 3x^2 - 4x + 1 = (x-1)(3x-1)$$

而 $f''(0) = 1 > 0$，故 $f(0) = 2$ 为极小值；

$f''(1) = 0$，但由极值的第一判别定理知函数 $f(x)$ 在 $x = 1$ 处没有取得极值.

注：第二判别定理一定要在条件 $f'(x_0) = 0$，$f''(x_0) \neq 0$ 下使用. 否则若 $f'(x_0) = 0$，$f''(x_0) = 0$，……$f^{(n-1)}(x_0) = 0$，且 $f^{(n)}(x_0) \neq 0$，则当 $n$ 为偶数时，在 $x_0$ 处取得极值，$f^{(n)}(x_0) < 0$ 时函数 $f(x)$ 在 $x_0$ 处取得极大值，$f^{(n)}(x_0) > 0$ 时函数在 $x_0$ 处取得极小值；当 $n$ 为奇数时，函数 $f(x)$ 在 $x_0$ 处不取得极值.

**3. 函数的最大值和最小值**  在很多实际问题中，常常会遇到在一定条件下，如何使产品产量最高、用料最省、成本最低、收益最高等问题，在医药学中也会遇到类似的问题. 例如，口服或肌内注射一定剂量的某种药物后，血药浓度何时最高？这类问题在数学上可归结为求函数的最大值与最小值问题.

如果函数 $f(x)$ 在闭区间 $[a, b]$ 上连续，在开区间 $(a, b)$ 内除有限个点外都可导，且只有有限个驻点. 由闭区间上连续函数的性质知 $f(x)$ 在 $[a, b]$ 上的最大值和最小值一定存在，并且一定在驻点、不可导的点和区间端点取得最大值和最小值.

**例 4. 21**  求函数 $f(x) = x - \dfrac{3}{2}x^{\frac{2}{3}}$ 在 $[-1, 1]$ 上的最大值和最小值.

**解**  $f'(x) = 1 - x^{-\frac{1}{3}} = 1 - \dfrac{1}{\sqrt[3]{x}} = \dfrac{\sqrt[3]{x} - 1}{\sqrt[3]{x}}$，在 $[-1, 1]$ 上 $f(x)$ 的驻点为 $x = 1$. 又 $f(x)$ 不可导的点为 $x = 0$，计算这些点及端点的函数值，得

$$f(0) = 0, f(1) = -\frac{1}{2}, f(-1) = -\frac{5}{2}$$

函数 $f(x)$ 在 $x = 0$ 处取得最大值，最大值为 0；在 $x = -1$ 处取得最小值，最小值为 $-\frac{5}{2}$.

注：如果连续函数在闭区间内只有一个极值，若它是极大（小）值，则它就是最大（小）值.

**例 4.22**　肌内或皮下注射后，血中药物的浓度 $y$ 与时间 $t$ 的关系是

$$y = \frac{A}{\alpha_2 - \alpha_1}(e^{-\alpha_1 t} - e^{-\alpha_2 t}), \ A > 0, \ 0 < \alpha_1 < \alpha_2$$

问 $t$ 为何值时，血中药物浓度达最大值.

**解**　令 $\dfrac{dy}{dt} = \dfrac{A}{\alpha_2 - \alpha_1}(\alpha_1 e^{-\alpha_1 t} - \alpha_2 e^{-\alpha_2 t}) = 0$，即

$$\alpha_1 e^{-\alpha_1 t} = \alpha_2 e^{-\alpha_2 t}$$

由此得唯一驻点 $t_0 = \dfrac{1}{\alpha_2 - \alpha_1}\ln\dfrac{\alpha_2}{\alpha_1}$，而 $y\big|_{t=0} = 0$，$y\big|_{t=+\infty} = \lim\limits_{x \to +\infty} y = 0$. 因此当 $t = t_0$ 时血中药物浓度达最大值.

**4. 曲线的凹凸性**

**定义 4.3**　设函数 $y = f(x)$ 在区间 $I$ 上连续，对 $I$ 上任意两点 $x_1$、$x_2$，若有

$$f\left(\frac{x_1 + x_2}{2}\right) < \frac{f(x_1) + f(x_2)}{2} \quad \text{或} \quad f\left(\frac{x_1 + x_2}{2}\right) > \frac{f(x_1) + f(x_2)}{2}$$

成立，则称 $f(x)$ 在 $I$ 上图形是**凹的**（concave）[或**凸的**（convex）].

**定义 4.4**　设函数 $y = f(x)$ 在区间 $[a, b]$ 上连续，$x_0 \in (a, b)$，且函数曲线在 $x = x_0$ 左右两边的凹凸性相反，则称 $x_0$ 为该函数曲线的**拐点**（inflection point）.

如图 4.3 所示，曲线 $f(x)$ 在区间 $(a, b)$ 是凹的，在区间 $(b, c)$ 上是凸的，点 $[b, f(b)]$ 为曲线的拐点.

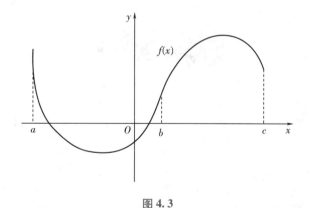

图 4.3

**定理 4.7**　设函数 $f(x)$ 在区间 $[a, b]$ 上连续，在 $(a, b)$ 上二阶可导，则

（1）若在 $(a, b)$ 上 $f''(x) > 0$，则 $f(x)$ 在 $(a, b)$ 上图形是凹的；

（2）若在 $(a, b)$ 上 $f''(x) < 0$，则 $f(x)$ 在 $(a, b)$ 上图形是凸的.

**例 4.23**　求曲线 $f(x) = x^4 - x^3 - 3x^2 + 2x + 1$ 的凹凸区间及拐点.

**解**　$f'(x) = 4x^3 - 3x^2 - 6x + 2$，$y'' = 12x^2 - 6x - 6 = 6(x - 1)(2x + 1)$，

令 $f''(x) = 0$，得 $x_1 = -\dfrac{1}{2}$，$x_2 = 1$，

由表4.3可知，曲线的凹区间为$\left(-\infty, -\frac{1}{2}\right)$和$(1, +\infty)$，凸区间为$\left(-\frac{1}{2}, 1\right)$，点$(1, 0)$和点$\left(-\frac{1}{2}, \frac{9}{16}\right)$均为拐点.

表4.3

| $x$ | $\left(-\infty, -\frac{1}{2}\right)$ | $-\frac{1}{2}$ | $\left(-\frac{1}{2}, 1\right)$ | 1 | $(1, +\infty)$ |
|---|---|---|---|---|---|
| $f''(x)$ | + | 0 | − | 0 | + |

⊕ 知识链接

### 马王堆女尸年代断定

1972年挖掘长沙市东郊马王堆1号汉墓时，对其棺材外主要用以防潮吸水用的木炭进行分析，已知测得出土的木炭标本中$^{14}$C平均原子蜕变数29.78次/分钟，而新烧成的同种木炭标本中$^{14}$C平均原子蜕变数38.37次/分钟，又知$^{14}$C的半衰期$T$为5730年，试由此推断女尸下葬的年代？

根据放射性衰变定律$\frac{dx}{dt} = -\lambda x$（其中$\lambda$为衰变常数，$x$为女尸死亡时$^{14}$C含量），初始条件为$x(t_0) = x_0$，其中$t_0 = 1972$，$x_0 = 29.78$. 通过求解微分方程可得通解$x = x_0 e^{-\lambda(t-t_0)}$，衰变常数$\lambda = \frac{\ln 2}{T}$，从而求得时间$t \approx 2095$，即该墓的年代距出土年代（距1972年）约2095年，那么大概是公元前123年左右.

## 目标检测

答案解析

1. 选择题

（1）设函数$f(x)$具有一、二阶导数，且在$x_0$点有$f'(x_0) = 0$，$f''(x_0) > 0$，则点$x_0$必定是函数的（　　）

A. 极大值点　　　　B. 极小值点　　　　C. 最大值点　　　　D. 非极值点

（2）函数$y = \frac{x}{\ln x}$的单调增加区间为（　　）

A. $(0, e)$　　　　B. $(1, e)$　　　　C. $(e, +\infty)$　　　　D. $(0, +\infty)$

（3）若$\lim\limits_{x \to 1} \frac{x^2 + ax + b}{x^2 + x - 2} = 2$，则（　　）

A. $a = 2$，$b = 4$　　B. $a = 4$，$b = -5$　　C. $a = 1$，$b = -2$　　D. $a = -4$，$b = 5$

（4）设函数$f(x) = ax^3 - x^2 - x - 1$在$x = 1$处取得极小值，则$a$的值为（　　）

A. 1　　　　B. $\frac{1}{3}$　　　　C. 0　　　　D. $-\frac{1}{3}$

（5）$y$ 在某点可微的含义是（ ）

A. $\Delta y \approx a\Delta x$，$a$ 是一常数

B. $\Delta y$ 与 $\Delta x$ 成比例

C. $\Delta y = a\Delta x + \alpha$，$a$ 与 $\Delta x$ 无关，$\alpha$ 是 $\Delta x$ 的高阶无穷小量（$\Delta x \to 0$）

D. $\Delta y = a\Delta x$

2. 求 $\sqrt{1.005}$ 的近似值.

3. 求函数 $y = e^{\sin x^2}$ 的微分.

4. 利用洛必达法则求下列函数极限.

（1）$\lim\limits_{x \to 0} \dfrac{e^{x^2} - 1}{\cos x - 1}$

（2）$\lim\limits_{x \to 0}(\csc - \cot x)$

（3）$\lim\limits_{x \to \frac{\pi}{2}}(\sin x)^{\tan x}$

（4）$\lim\limits_{x \to \infty} x(e^{\frac{1}{x}} - 1)$

5. 求函数 $f(x) = 2x^3 - 6x^2 - 18x + 10$ 的单调区间和极值.

6. 求曲线 $f(x) = xe^x$ 的凹凸区间和拐点.

7. 做一个容积为 $V$ 的无盖圆柱形容器，底的单位面积造价为 $a$ 元，侧面的单位面积造价为 $b$ 元，试问如何设计底半径和高，能使总造价最少.

---

书网融合……

本章小结　　　　微课1　　　　微课2

# 第五章   不定积分

📖 学习目标

1. **掌握** 不定积分的基本计算方法；不定积分的换元积分法；不定积分的换分部积分法.
2. **熟悉** 原函数与不定积分的概念；微分与积分的关系.
3. **了解** 不定积分的性质及几何意义.
4. **学会** 用不定积分的积分方法求初等函数的原函数.

⇨ 案例引导

案例　药物排出量的研究.

药物从患者的尿液中排出，一种典型的排泄速率函数是 $x(t) = te^{-kt}$，其中 $k$ 是常数.

求排出药物的量 $D$ 的函数.

解：$D = \int x(t)\,dt = \int te^{-kt}\,dt = -\frac{1}{k}te^{-kt} - \frac{e^{-kt}}{k^2} + C$

# 第一节   不定积分的概念

PPT

## 一、原函数的定义

前面我们学习了导数、微分的定义和计算方法，本节的不定积分是导数、微分的**逆运算**.

我们已经知道 $(\sin x)' = \cos x, \mathrm{d}(\sin x) = \cos x\,\mathrm{d}x$，**逆运算**是 $(?)' = \cos x$, $\mathrm{d}(?) = \cos x\,\mathrm{d}x$.

**定义 5.1** 已知 $f(x)$ 是定义在某区间的函数，若存在函数 $F(x)$，使得在该区间的任意一点，都有

$$F'(x) = f(x) \qquad 或 \qquad \mathrm{d}F(x) = f(x)\,\mathrm{d}x$$

则称 $F(x)$ 为 $f(x)$ 在该区间的一个**原函数**（primitive function）.

例如，$\sin x$ 是 $\cos x$ 在 $(-\infty, +\infty)$ 内的一个原函数，$x^2$ 是 $2x$ 在 $(-\infty, +\infty)$ 内的一个原函数，且 $x^2 + C$（$C$ 为任意常数）也是 $2x$ 在 $(-\infty, +\infty)$ 内的原函数.

**结论 1** 若函数 $F(x)$ 是函数 $f(x)$ 的原函数，则

$$[F(x) + C]' = f(x) \qquad (C\ 为任意常数)$$

也就是说 $F(x) + C$ 都是 $f(x)$ 的原函数，即 $f(x)$ 原函数只要存在的话，则它的原函数有无穷多个.

**结论 2** 假设 $F(x)$、$G(x)$ 都是 $f(x)$ 的原函数，即 $G'(x) = f(x)$ 成立，则有

$$[G(x) - F(x)]' = G'(x) - F'(x) = f(x) - f(x) = 0$$

所以

$$G(x) - F(x) = C \qquad 即 \qquad G(x) = F(x) + C$$

也就是说 $G(x)$ 与 $F(x)$ 之间只相差一个常数，即 $F(x) + C$（$C$ 为任意常数）就是 $f(x)$ 全体原函数的

表示形式.

**定理 5.1** 某一函数 $f(x)$ 若存在原函数，则在该区间一定存在无穷多个原函数. 如果 $F(x)$ 是 $f(x)$ 的一个原函数，则 $f(x)$ 的任意一个原函数一定可以表示成 $F(x)+C$ 的形式（$C$ 为任意常数），且 $C$ 当取遍所有的常数，就得到 $f(x)$ 的全体原函数.

## 二、不定积分的定义 🄴 微课

**定义 5.2** 函数 $f(x)$ 的全体原函数叫作 $f(x)$ 的**不定积分**（indefinite integral），又称为 $f(x)$ 的原函数族，记作

$$\int f(x)\mathrm{d}x = F(x) + C$$

其中，"$\int$" 称为**积分号**；$f(x)$ 称为**被积函数**；$f(x)\mathrm{d}x$ 称为**被积表达式**；$x$ 称为**积分变量**；$C$ 称为**积分常数**.

函数 $f(x)$ 的全体原函数，叫作求 $f(x)$ 的不定积分.

**例 5.1** 求 $\int 2x\mathrm{d}x$.

**解** 因为 $(x^2)' = 2x$，所以 $x^2$ 是 $2x$ 的一个原函数，从而有

$$\int 2x\mathrm{d}x = x^2 + C$$

**例 5.2** 求 $\int \sin x\mathrm{d}x$.

**解** 因为 $(-\cos x)' = \sin x$，$-\cos x$ 是 $\sin x$ 的一个原函数，所以有

$$\int \sin x\mathrm{d}x = -\cos x + C$$

## 三、不定积分的几何意义

**例 5.3** 求过 $(-1,0)$ 点，且在任意点的切线斜率等于该点横坐标两倍的曲线方程.

**解** 设所求的曲线为 $y = F(x)$，由导数的几何意义及题意知，满足切线的斜率 $k = F'(x) = 2x$ 条件的曲线应该为 $F(x) + C$（即 $\int 2x\mathrm{d}x = x^2 + C$），如图 5.1 所示. 而满足过 $(-1,0)$ 点，且在任意点的切线斜率均为 $2x$ 的曲线就是 $y = x^2 - 1$.

求函数 $f(x)$ 的不定积分，从图形上看就是要找出所有这样的曲线，它们在横坐标为 $x$ 的点处切线的斜率等于 $f(x)$，若函数 $f(x)$ 的一个原函数为 $y = F(x)$，它在直角坐标平面上的图像是一条曲线，我们把这条曲线叫作 $f(x)$ 的一条**积分曲线**.

不定积分 $\int f(x)\mathrm{d}x = F(x) + C$，当 $C$ 取某一特定值时，函数 $y = F(x) + C$ 的图像就是 $f(x)$ 的一条特定的积分曲线. 当 $C$ 取遍任意常数时，可以得到无穷多条积分曲线，我们称之为 $f(x)$ 的**积分曲线族**. 不定积分的几何意义就是 $f(x)$ 的**积分曲线族**. 在几何上表示作 $y = F(x) + C$ 中任何一条曲线，只要过横坐标相同点的切线都平行，且积分曲线族中任何一条曲线都可以由 $y = F(x)$ 沿 $y$ 轴上下平移而得到（图 5.2）.

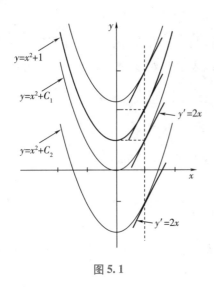

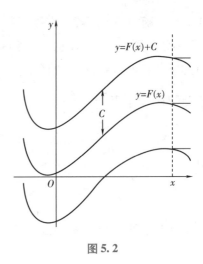

图 5.1　　　　　　　　　　　　图 5.2

# 第二节　不定积分的性质与基本积分表

PPT

## 一、不定积分的性质

根据不定积分的定义以及导数、微分的运算法则容易得到以下性质.

**性质 1**　$\left( \int f(x)\,dx \right)' = f(x)$，即先积分后求导等于被积函数 $f(x)$.

**性质 2**　$d\left( \int f(x)\,dx \right) = f(x)\,dx$，即先积分后微分等于被积表达式.

**性质 3**　$\int f'(x)\,dx = \int df(x) = f(x) + C$，即先导数或先微分再积分，则运算结果为被积函数 $f(x)$ 后面再加一常数项 $C$.

**性质 4**　$\int kf(x)\,dx = k \int f(x)\,dx$（$k \neq 0$ 为常数），即常数因子可以提到积分号的前面.

**性质 5**　$\int [f_1(x) \pm f_2(x) \pm \cdots \pm f_n(x)]\,dx = \int f_1(x)\,dx \pm \int f_2(x)\,dx \pm \cdots \pm \int f_n(x)\,dx$，即有限个函数代数和的不定积分，等于各个函数不定积分的代数和.

**例 5.4**　求 $\int (e^x - 2\sin x + 3\csc^2 x - 6x^2)\,dx$.

**解**　$\int (e^x - 2\sin x + 3\csc^2 x - 6x^2)\,dx = \int e^x\,dx - 2\int \sin x\,dx + 3\int \csc^2 x\,dx - 2\int 3x^2\,dx$

$$= e^x + 2\cos x - 3\cot x - 2x^3 + C$$

**注意**：此处只需写一个积分常数 $C$.

## 二、基本积分表

不定积分运算与求导数运算是互为逆运算，利用逆向思维不难从导数公式得到相应的基本积分公式. 把基本积分公式汇总而成的表，称之为**基本积分表**.

（1）$\int k\,dx = kx + C$　（$k$、$C$ 为常数）　　　（2）$\int x^\alpha\,dx = \dfrac{1}{\alpha + 1}x^{\alpha + 1} + C$　（$\alpha \neq -1$）

（3）$\int x^{-1}\mathrm{d}x = \int \dfrac{1}{x}\mathrm{d}x = \ln|x| + C$

当 $x>0$ 时，$(\ln|x|)' = (\ln x)' = \dfrac{1}{x}$；当 $x<0$ 时，$(\ln|x|)' = [\ln(-x)]' = \dfrac{1}{-x}\cdot(-1) = \dfrac{1}{x}$，所以无论 $x>0$ 还是 $x<0$，都有 $(\ln|x|)' = \dfrac{1}{x}$，故 $\int x^{-1}\mathrm{d}x = \int \dfrac{1}{x}\mathrm{d}x = \ln|x| + C.$

（4）$\int a^x\mathrm{d}x = \dfrac{a^x}{\ln a} + C$ 　　　　　　　（5）$\int \mathrm{e}^x\mathrm{d}x = \mathrm{e}^x + C$

（6）$\int \cos x\,\mathrm{d}x = \sin x + C$ 　　　　　　　（7）$\int \sin x\,\mathrm{d}x = -\cos x + C$

（8）$\int \sec^2 x\,\mathrm{d}x = \tan x + C$ 　　　　　　（9）$\int \csc^2 x\,\mathrm{d}x = -\cot x + C$

（10）$\int \dfrac{1}{\sqrt{1-x^2}}\mathrm{d}x = \arcsin x + C$ 　　　或　　　$\int \dfrac{1}{\sqrt{1-x^2}}\mathrm{d}x = -\arccos x + C$

（11）$\int \dfrac{1}{1+x^2}\mathrm{d}x = \arctan x + C$ 　　　或　　　$\int \dfrac{1}{1+x^2}\mathrm{d}x = -\mathrm{arccot}\,x + C$

根据不定积分的性质和基本积分公式，就可以求一些简单的不定积分，必须熟记．

**例 5.5**　求 $\int \left(5 + \dfrac{1}{x} - \dfrac{1}{2\sqrt{x}} + \dfrac{2}{\sqrt{1-x^2}} - \dfrac{3}{\cos^2 x}\right)\mathrm{d}x.$

**解**　$\int \left(5 + \dfrac{1}{x} - \dfrac{1}{2\sqrt{x}} + \dfrac{2}{\sqrt{1-x^2}} - \dfrac{3}{\cos^2 x}\right)\mathrm{d}x = 5x + \ln|x| - \sqrt{x} + 2\arcsin x - 3\tan x + C$　．

**例 5.6**　求 $\int (a^x - b\mathrm{e}^x)^2\mathrm{d}x.$

**解**　$\int (a^x - b\mathrm{e}^x)^2\mathrm{d}x = \int (a^{2x} - 2ba^x\mathrm{e}^x + b^2\mathrm{e}^{2x})\mathrm{d}x$

$$= \int (a^2)^x\mathrm{d}x - 2b\int (a\mathrm{e})^x\mathrm{d}x + b^2\int (\mathrm{e}^2)^x\mathrm{d}x$$

$$= \dfrac{a^{2x}}{2\ln a} - \dfrac{2ba^x\mathrm{e}^x}{\ln(a\mathrm{e})} + \dfrac{b^2\mathrm{e}^{2x}}{2} + C$$

**例 5.7**　求 $\int \dfrac{3x^2 + x + 3}{x(x^2+1)}\mathrm{d}x.$

**解**　$\int \dfrac{3x^2 + x + 3}{x(x^2+1)}\mathrm{d}x = \int \dfrac{3(x^2+1) + x}{x(x^2+1)}\mathrm{d}x = 3\int \dfrac{1}{x}\mathrm{d}x + \int \dfrac{1}{x^2+1}\mathrm{d}x$

$$= 3\ln|x| + \arctan x + C$$

**例 5.8**　求 $\int \dfrac{1-x^2}{1+x^2}\mathrm{d}x.$

**解**　$\int \dfrac{1-x^2}{1+x^2}\mathrm{d}x = \int \dfrac{2-(1+x^2)}{1+x^2}\mathrm{d}x = \int \dfrac{2}{1+x^2}\mathrm{d}x - \int \mathrm{d}x = 2\arctan x - x + C$

# 第三节　不定积分的换元积分法

PPT

## 一、第一类换元积分法

**定理 5.2**　设 $f(u)$ 具有原函数 $F(u)$，$u = \varphi(x)$ 可导，则

$$\int f[\varphi(x)]\varphi'(x)\mathrm{d}x = \left[\int f(u)\mathrm{d}u\right]_{u=\varphi(x)} = F[\varphi(x)] + C$$

第一类换元积分法是通过引进新变量 $u = \varphi(x)$ 把被积表达式凑成某一函数的微分，再利用不定积分的性质和基本积分公式而求不定积分的一种方法，所以有时又称为**凑微分法**或**配元法**.

**例 5.9** 求 $\int \sqrt{2x-1}\,dx$.

**解** $\int \sqrt{2x-1}\,dx \xlongequal[dx=\frac{1}{2}du]{2x-1=u} \int u^{\frac{1}{2}} \cdot \frac{1}{2}du = \frac{1}{3}u^{\frac{3}{2}} + C \xlongequal{u=2x-1} \frac{1}{3}(2x-1)^{\frac{3}{2}} + C$

一般地，当 $a \neq 0$，$\alpha \neq -1$ 时，有

$$\int (ax+b)^{\alpha}\,dx = \frac{1}{a(\alpha+1)}(ax+b)^{\alpha+1} + C$$

特别地，当 $a \neq 0$，$\alpha = -1$ 时，有

$$\int (ax+b)^{-1}\,dx = \frac{1}{a}\ln|ax+b| + C$$

**例 5.10** 求 $\int \cot x\,dx$.

**解** $\int \cot x\,dx = \int \frac{\cos x}{\sin x}\,dx = \int \frac{1}{\sin x}\,d\sin x = \ln|\sin x| + C$

类似 $\int \tan x\,dx = \int \frac{\sin x}{\cos x}\,dx = -\int \frac{1}{\cos x}\,d\cos x = -\ln|\cos x| + C$

**例 5.11** 求 $\int \frac{1}{\sqrt{a^2-x^2}}\,dx$ $\quad(a>0)$.

**解** 因为已知若 $a^2 = 1$，则有 $\int \frac{1}{\sqrt{1-x^2}}\,dx = \arcsin x + C$，所以

$$\int \frac{1}{\sqrt{a^2-x^2}}\,dx = \int \frac{d\left(\dfrac{x}{a}\right)}{\sqrt{1-\left(\dfrac{x}{a}\right)^2}} = \arcsin\frac{x}{a} + C$$

**例 5.12** 求 $\int \frac{1}{x\sqrt{x^2-1}}\,dx$ $\quad(x>1)$.

**解** $\int \frac{1}{x\sqrt{x^2-1}}\,dx = \int \frac{dx}{x^2\sqrt{1-\left(\dfrac{1}{x}\right)^2}} = -\int \frac{d\left(\dfrac{1}{x}\right)}{\sqrt{1-\left(\dfrac{1}{x}\right)^2}} = -\arcsin\frac{1}{x} + C$

**例 5.13** 求 $\int \frac{dx}{a^2+x^2}$ $\quad(a>0)$.

**解** $\int \frac{dx}{a^2+x^2} = \frac{1}{a}\int \frac{d\left(\dfrac{x}{a}\right)}{1+\left(\dfrac{x}{a}\right)^2} \xlongequal{\frac{x}{a}=u} \frac{1}{a}\int \frac{du}{1+u^2} = \frac{1}{a}\arctan u + C = \frac{1}{a}\arctan\frac{x}{a} + C$

**例 5.14** 求 $\int \frac{1}{a^2-x^2}\,dx$ $\quad(a\neq0)$.

**解** $\int \frac{1}{a^2-x^2}\,dx = \int \frac{dx}{(a+x)(a-x)} = \frac{1}{2a}\int \left(\frac{1}{a+x} + \frac{1}{a-x}\right)dx$

$$= \frac{1}{2a}\left[\ln|a+x| - \ln|a-x|\right] + C = \frac{1}{2a}\ln\left|\frac{a+x}{a-x}\right| + C$$

**例 5.15**　求 $\int \sec x\mathrm{d}x$.

**解**　$\displaystyle\int \sec x\mathrm{d}x = \int \frac{1}{\cos x}\mathrm{d}x = \int \frac{\cos x}{\cos^2 x}\mathrm{d}x = \int \frac{1}{1-\sin^2 x}\mathrm{d}\sin x$

由例 5.14 知 $\displaystyle\frac{1}{2}\ln\left|\frac{1+\sin x}{1-\sin x}\right| + C = \frac{1}{2}\ln\left|\frac{(1+\sin x)^2}{1-\sin^2 x}\right| + C = \frac{1}{2}\ln\left|\frac{(1+\sin x)^2}{\cos^2 x}\right| + C$

$$= \ln\left|\frac{1+\sin x}{\cos x}\right| + C = \ln|\sec x + \tan x| + C$$

并且　$\displaystyle\int \csc x\mathrm{d}x = \int \sec\left(x+\frac{\pi}{2}\right)\mathrm{d}\left(x+\frac{\pi}{2}\right) = \ln\left|\sec\left(x+\frac{\pi}{2}\right) + \tan\left(x+\frac{\pi}{2}\right)\right| + C$

$$= \ln|\csc x - \cot x| + C$$

**例 5.16**　求 $\int \cos^2 x\mathrm{d}x$.

**解**　$\displaystyle\int \cos^2 x\mathrm{d}x = \int \frac{1+\cos 2x}{2}\mathrm{d}x = \int \frac{1}{2}\mathrm{d}x + \frac{1}{4}\int \cos 2x\mathrm{d}(2x) = \frac{1}{2}x + \frac{1}{4}\sin 2x + C$

类似　$\displaystyle\int \sin^2 x\mathrm{d}x = \int \frac{1-\cos 2x}{2}\mathrm{d}x = \frac{1}{2}x - \frac{1}{4}\sin 2x + C$

**例 5.17**　求 $\int \cos^3 x\mathrm{d}x$.

**解**　$\displaystyle\int \cos^3 x\mathrm{d}x = \int \cos^2 x\cos x\mathrm{d}x = \int (1-\sin^2 x)\mathrm{d}\sin x = \sin x - \frac{1}{3}\sin^3 x + C$

同理可得　$\displaystyle\int \sin^3 x\mathrm{d}x = -\int (1-\cos^2 x)\mathrm{d}\cos x = -\cos x + \frac{1}{3}\cos^3 x + C$

总结：当被积函数为三角函数正弦或余弦时，偶数次幂降幂，奇数次幂拆开放在微分号后面.

**例 5.18**　求 $\int \sin 3x\cos 2x\mathrm{d}x$.

**解**　由三角函数的积化和差公式 $\sin\alpha\cos\beta = \dfrac{1}{2}\left[\sin(\alpha+\beta) + \sin(\alpha-\beta)\right]$ 知

$$\int \sin 3x\cos 2x\mathrm{d}x = \frac{1}{2}\int (\sin 5x + \sin x)\mathrm{d}x = -\frac{1}{10}\cos 5x - \frac{1}{2}\cos x + C$$

总结：上面所列例题，使我们认识到凑微分法在求不定积分的作用. 同时也看到，求复合函数的不定积分要比求复合函数的导数困难得多，因为其中需要一定的技巧，需要大家多做练习来巩固掌握此方法.

## 二、第二类换元积分法

第二类换元积分法是设 $x = \psi(t)$ 进行化简后再求积分的一种方法，这里要求 $x = \psi(t)$ 单调，可导且 $\psi'(t)\neq 0$，变换的目的是去掉根号或将被积函数化为基本积分公式中的某个形式.

### （一）三角代换

**例 5.19**　求 $\int \sqrt{a^2-x^2}\mathrm{d}x\quad(a>0)$.

**解**　因为被积函数 $\sqrt{a^2-x^2}$ 的定义域为 $[-a, a]$，故可设 $x = a\sin t$，且 $-\dfrac{\pi}{2}\leqslant t\leqslant\dfrac{\pi}{2}$，则有 $\mathrm{d}x = a\cos t\mathrm{d}t$，$\sin t = \dfrac{x}{a}$，$t = \arcsin\dfrac{x}{a}$，所以

$$\int \sqrt{a^2-x^2}\mathrm{d}x = \int a\cos t\cdot a\cos t\mathrm{d}t = a^2\int \cos^2 t\mathrm{d}t$$

由例 5.16 知 $\frac{a^2}{2}t + \frac{a^2}{4}\sin 2t + C = \frac{a^2}{2}t + \frac{a^2}{2}\sin t\cos t + C = \frac{a^2}{2}t + \frac{a^2}{2}\sin t\sqrt{1-\sin^2 t} + C = \frac{a^2}{2}\arcsin\frac{x}{a} + \frac{a^2}{2} \cdot \frac{x}{a}$

$\sqrt{1-\left(\dfrac{x}{a}\right)^2} + C = \dfrac{a^2}{2}\arcsin\dfrac{x}{a} + \dfrac{x}{2}\sqrt{a^2-x^2} + C$

**例 5.20** 求 $\displaystyle\int \frac{\mathrm{d}x}{\sqrt{x^2+a^2}}$ $(a>0)$ .

**解** $\displaystyle\int \frac{\mathrm{d}x}{\sqrt{x^2+a^2}} \overset{x=a\tan t}{\underset{-\frac{\pi}{2}<t<\frac{\pi}{2}}{=\!=\!=}} \int \frac{a\sec^2 t}{a\sec t}\mathrm{d}t = \int \sec t\,\mathrm{d}t \overset{\text{由例5.15知}}{=\!=\!=} \ln|\sec t + \tan t| + C_1$

$$= \ln\left|\frac{\sqrt{x^2+a^2}}{a} + \frac{x}{a}\right| + C_1 = \ln\left|x + \sqrt{x^2+a^2}\right| + C$$

其中 $C = C_1 - \ln a$.

另外，进行三角代换 $x = a\sec t$，类似可得

$$\int \frac{1}{\sqrt{x^2-a^2}}\mathrm{d}x = \ln\left|x + \sqrt{x^2-a^2}\right| + C$$

被积函数中的 $a^2-x^2$，$x^2+a^2$，$x^2-a^2$ 及 $\sqrt{a^2-x^2}$，$\sqrt{x^2+a^2}$，$\sqrt{x^2-a^2}$ 通常可以进行适当的**三角代换**，化成为三角函数式.

对于 $a^2-x^2$ 或 $\sqrt{a^2-x^2}$ $(a>0)$，可以设 $x = a\sin t$ 或 $x = a\cos t$；

对于 $x^2+a^2$ 或 $\sqrt{x^2+a^2}$ $(a>0)$，可以设 $x = a\tan t$ 或 $x = a\cot t$；

对于 $x^2-a^2$ 或 $\sqrt{x^2-a^2}$ $(a>0)$，可以设 $x = a\sec t$ 或 $x = a\csc t$.

**（二）倒代换**

**例 5.21** 求 $\displaystyle\int \frac{\sqrt{x^2-a^2}}{x^4}\mathrm{d}x$ $(0<a<x)$.

**解**

$$\int \frac{\sqrt{x^2-a^2}}{x^4}\mathrm{d}x \overset{x=\frac{1}{t}}{=\!=\!=} \int \frac{\sqrt{\frac{1}{t^2}-a^2}}{\frac{1}{t^4}}\left(-\frac{\mathrm{d}t}{t^2}\right) = -\int (1-a^2t^2)^{\frac{1}{2}}t\,\mathrm{d}t = \frac{1}{2a^2}\int (1-a^2t^2)^{\frac{1}{2}}\mathrm{d}(1-a^2t^2)$$

$$= \frac{(1-a^2t^2)^{\frac{3}{2}}}{3a^2} + C = \frac{(x^2-a^2)^{\frac{3}{2}}}{3a^2x^3} + C$$

**（三）根式代换**

**例 5.22** 求 $\displaystyle\int \frac{\mathrm{d}x}{1+\sqrt{x}}$ .

**解** 令 $x = t^2$，则 $\mathrm{d}x = 2t\,\mathrm{d}t$，$\sqrt{x} = t$，有

$$\int \frac{\mathrm{d}x}{1+\sqrt{x}} = 2\int \frac{t\,\mathrm{d}t}{1+t} = 2\int \frac{(1+t)-1}{1+t}\mathrm{d}t = 2\int \mathrm{d}t - 2\int \frac{\mathrm{d}t}{1+t} = 2t - 2\ln|1+t| + C$$

$$= 2\left[\sqrt{x} - \ln(1+\sqrt{x})\right] + C$$

**例 5.23** 求 $\displaystyle\int \frac{\mathrm{d}x}{\sqrt{x}\,(\sqrt[3]{x}+1)}$.

**解** $\displaystyle\int \frac{\mathrm{d}x}{\sqrt{x}\,(\sqrt[3]{x}+1)} \overset{x=t^6}{=\!=\!=} \int \frac{6t^5}{t^3(t^2+1)}\mathrm{d}t = 6\int \frac{t^2}{1+t^2}\mathrm{d}t = 6\int \frac{1+t^2-1}{1+t^2}\mathrm{d}t$

$$= 6\int \left(1 - \frac{1}{1+t^2}\right)\mathrm{d}t = 6(t - \arctan t) + C \overset{t=\sqrt[6]{x}}{=\!=\!=} 6(\sqrt[6]{x} - \arctan\sqrt[6]{x}) + C$$

**例 5.24** 求 $\int \dfrac{1}{x^2\sqrt{1-x^2}}\mathrm{d}x$ $(x>0)$.

**解** (1) $\displaystyle\int \dfrac{1}{x^2\sqrt{1-x^2}}\mathrm{d}x = \int \dfrac{\mathrm{d}x}{x^3\sqrt{\dfrac{1}{x^2}-1}} = -\dfrac{1}{2}\int \dfrac{\mathrm{d}\left(\dfrac{1}{x^2}-1\right)}{\left(\dfrac{1}{x^2}-1\right)^{\frac{1}{2}}}$

$$= -\sqrt{\dfrac{1}{x^2}-1} + C = -\dfrac{\sqrt{1-x^2}}{x} + C$$

(2) $\displaystyle\int \dfrac{1}{x^2\sqrt{1-x^2}}\mathrm{d}x \overset{x=\sin t}{\underset{0<t<\frac{\pi}{2}}{=\!=\!=}} \int \dfrac{\cos t\,\mathrm{d}t}{\sin^2 t\cos t} = \int \dfrac{\mathrm{d}t}{\sin^2 t} = -\cot t + C = -\dfrac{\cos t}{\sin t} + C$

$$= -\dfrac{\sqrt{1-\sin^2 t}}{\sin t} + C \overset{\sin t = x}{=\!=\!=} -\dfrac{\sqrt{1-x^2}}{x} + C$$

(3) $\displaystyle\int \dfrac{1}{x^2\sqrt{1-x^2}}\mathrm{d}x \overset{x=\frac{1}{t}}{=\!=\!=} \int \dfrac{\mathrm{d}\left(\dfrac{1}{t}\right)}{\dfrac{1}{t^2}\sqrt{1-\left(\dfrac{1}{t}\right)^2}} = -\int \dfrac{t\,\mathrm{d}t}{\sqrt{t^2-1}} = -\dfrac{1}{2}\int \dfrac{\mathrm{d}(t^2-1)}{(t^2-1)^{\frac{1}{2}}}$

$$= -\sqrt{t^2-1} + C \overset{t=\frac{1}{x}}{=\!=\!=} -\sqrt{\dfrac{1}{x^2}-1} + C = -\dfrac{\sqrt{1-x^2}}{x} + C$$

思政：不同求解方法将可能产生不同积分结果，通过适当选取积分常数来实现异型积分结果之间的相互转换．引导学生对"条条大路通罗马""殊途同归""个性和共性"的哲学辩证思考．

# 第四节　不定积分的分部积分法

PPT

**定理 5.3** 设函数 $u=u(x)$、$v=v(x)$ 具有连续导数 $u'(x)$、$v'(x)$，则

$$\int u\mathrm{d}v = uv - \int v\mathrm{d}u$$

上式称为**分部积分公式**．

## 一、分部积分公式直接用法

当被积函数为一个函数时，可以直接用分部积分公式求积分．

## 二、分部积分公式间接用法

当被积函数由两个函数乘积时，则依次选取指数函数、正弦函数或余弦函数、幂函数、幂函数、对数函数、反三角函数凑微分后，再用分部积分公式求积分．

### （一）降次法

**例 5.25** 求 $\int x\mathrm{e}^x\mathrm{d}x$.

**解法一** $\displaystyle\int x\mathrm{e}^x\mathrm{d}x = \int x\mathrm{d}\mathrm{e}^x = x\mathrm{e}^x - \int \mathrm{e}^x\mathrm{d}x = x\mathrm{e}^x - \mathrm{e}^x + C$

**解法二** $\displaystyle\int x\mathrm{e}^x\mathrm{d}x = \dfrac{1}{2}\int \mathrm{e}^x\mathrm{d}x^2 = \dfrac{1}{2}x^2\mathrm{e}^x - \dfrac{1}{2}\int x^2\mathrm{d}\mathrm{e}^x$

思政：通过引例得出结论合理选择 $u$、$v'$ 的重要性，引导学生明白如何选取合适路径，实现复杂问题简单化，抽象问题形象化．让学生开阔眼界，化繁为简，大事化小．

**例 5.26** 求 $\int x\sin x\mathrm{d}x$.

**解** $\int x\sin x\mathrm{d}x = \int x\mathrm{d}(-\cos x) = -x\cos x + \int \cos x\mathrm{d}x = -x\cos x + \sin x + C$

总结：当被积函数是幂函数与三角正余弦（指数）函数相乘时，幂函数为 $u$.

### （二）转换法

**例 5.27** 求 $\int \arcsin x\mathrm{d}x$.

**解** $\int \arcsin x\mathrm{d}x = x\arcsin x - \int x\mathrm{d}\arcsin x = x\arcsin x - \int \dfrac{x}{\sqrt{1-x^2}}\mathrm{d}x$

$$= x\arcsin x + \frac{1}{2}\int \frac{\mathrm{d}(1-x^2)}{\sqrt{1-x^2}} = x\arcsin x + \sqrt{1-x^2} + C$$

**例 5.28** 求 $\int x\ln x\mathrm{d}x$.

**解** $\int x\ln x\mathrm{d}x = \int \ln x\mathrm{d}\left(\dfrac{1}{2}x^2\right) = \dfrac{1}{2}x^2\ln x - \int \dfrac{1}{2}x^2\mathrm{d}\ln x = \dfrac{1}{2}x^2\ln x - \dfrac{1}{2}\int x\mathrm{d}x$

$$= \frac{1}{2}x^2\ln x - \frac{1}{4}x^2 + C$$

总结：当被积函数是幂函数和对数（反三角）函数相乘时，我们选择幂函数为 $v'$.

### （三）循环法

**例 5.29** 求 $\int \mathrm{e}^x\sin x\mathrm{d}x$.

**解** $\int \mathrm{e}^x\sin x\mathrm{d}x = \int \sin x\mathrm{d}\mathrm{e}^x = \mathrm{e}^x\sin x - \int \mathrm{e}^x\mathrm{d}\sin x = \mathrm{e}^x\sin x - \int \mathrm{e}^x\cos x\mathrm{d}x$

$$= \mathrm{e}^x\sin x - \int \cos x\mathrm{d}\mathrm{e}^x = \mathrm{e}^x\sin x - \mathrm{e}^x\cos x - \int \mathrm{e}^x\sin x\mathrm{d}x$$

把右端末项移到左端，再两端同除以 2，有

$$\int \mathrm{e}^x\sin x\mathrm{d}x = \frac{\mathrm{e}^x}{2}(\sin x - \cos x) + C$$

上式右端已不含积分项，故加上了任意常数 $C$.

总结：当被积函数为指数函数和三角正余弦函数相乘时，$u$、$v$ 任意，但要保持一致．

当被积函数由三个及以上函数的乘积组成时，则首先要通过适当的恒等变换，将其化成两个函数乘积的形式，再用分部积分公式求解．

**例 5.30** 求 $\int x\sin x\cos x\mathrm{d}x$.

**解** $\int x\sin x\cos x\mathrm{d}x = \int \dfrac{x}{2}\sin 2x\mathrm{d}x = \int \dfrac{x}{4}\sin 2x\mathrm{d}(2x) = \int \dfrac{x}{4}\mathrm{d}(-\cos 2x)$

$$= -\frac{x}{4}\cos 2x + \int \cos 2x\mathrm{d}\left(\frac{x}{4}\right) = -\frac{x}{4}\cos 2x + \frac{1}{8}\int \cos 2x\mathrm{d}(2x)$$

$$= -\frac{x}{4}\cos 2x + \frac{1}{8}\sin 2x + C$$

有些积分必须综合应用换元积分法和分部积分法．

**例 5.31** 求 $\int \dfrac{\ln\sqrt{x}}{\sqrt{x}}dx$.

**解** $\int \dfrac{\ln\sqrt{x}}{\sqrt{x}}dx \xlongequal{u=\sqrt{x}} 2\int \ln u\,du = 2(u\ln u - \int du) = 2u(\ln u -1)+C = 2\sqrt{x}(\ln\sqrt{x}-1)+C$

# 第五节　简易积分表

在实际工作中，为了实用和方便积分计算常常把一些简单的、常用的积分公式，按被积函数类型分类汇总成简易积分表（见附录）.

**例 5.32** 求 $\int \dfrac{1}{x(4x-1)^2}dx$.

**解** 由被积函数 $\dfrac{1}{x(4x-1)^2}$ 查附录知，积分 $\int \dfrac{1}{x(4x-1)^2}dx$ 应属于第一类含有 $ax+b$ 的积分，可以用附录中的积分公式 9，设 $a=4$，$b=-1$，得

$$\int \frac{1}{x(4x-1)^2}dx = \frac{1}{(-1)(4x-1)} - \frac{1}{(-1)^2}\ln\left|\frac{4x-1}{x}\right|+C = \frac{1}{1-4x} - \ln\left|\frac{4x-1}{x}\right|+C$$

**例 5.33** 求 $\int \sqrt{2x^2+1}\,dx$.

**解** 由被积函数 $\sqrt{2x^2+1} = \sqrt{2}\sqrt{x^2+\left(\frac{\sqrt{2}}{2}\right)^2}$ 查附录知，积分 $\int \sqrt{2x^2+1}\,dx$ 应属于第六类含有 $\sqrt{x^2+a^2}$（$a>0$）的积分，可以用附录中的积分公式 39，设 $a=\dfrac{\sqrt{2}}{2}$，得

$$\int \sqrt{2x^2+1}\,dx = \sqrt{2}\left[\frac{x}{2}\sqrt{x^2+\left(\frac{\sqrt{2}}{2}\right)^2} + \frac{\left(\frac{\sqrt{2}}{2}\right)^2}{2}\ln\left(x+\sqrt{x^2+\left(\frac{\sqrt{2}}{2}\right)^2}\right)\right]+C$$

$$= \frac{x}{2}\sqrt{2x^2+1} + \frac{\sqrt{2}}{4}\ln\left(x+\sqrt{2x^2+1}\right)+C$$

**例 5.34** 求 $\int \sin^4 x\,dx$.

**解** 由被积函数 $\sin^4 x$ 查附录知，积分 $\int \sin^4 x\,dx$ 应属于第十一类含有三角函数的积分，可以用附录中的积分公式 95，设 $n=4$，得

$$\int \sin^4 x\,dx = -\frac{1}{4}\sin^3 x\cos x + \frac{3}{4}\int \sin^2 x\,dx \xlongequal{\text{公式}93} -\frac{1}{4}\sin^3 x\cos x + \frac{3}{4}\left(\frac{x}{2}-\frac{1}{4}\sin 2x\right)+C$$

$$= -\frac{1}{8}\sin^2 x\sin 2x - \frac{3}{16}\sin 2x + \frac{3}{8}x + C$$

**例 5.35** 求 $\int x^3 e^{2x}\,dx$.

**解** 由被积函数 $x^3 e^{2x}$ 查附录知，积分 $\int x^3 e^{2x}\,dx$ 应属于第十三类含有指数函数的积分，可以用附录中的积分公式 125，设 $n=3$，$a=2$，得

$$\int x^3 e^{2x}\,dx = \frac{1}{2}x^3 e^{2x} - \frac{3}{2}\int x^2 e^{2x}\,dx \xlongequal{\text{公式}125} \frac{1}{2}x^3 e^{2x} - \frac{3}{2}\left(\frac{1}{2}x^2 e^{2x} - \int xe^{2x}\,dx\right)$$

$$= \frac{1}{2}x^3 e^{2x} - \frac{3}{4}x^2 e^{2x} + \frac{3}{2}\int xe^{2x}\,dx \xlongequal{\text{公式}124} \frac{1}{2}x^3 e^{2x} - \frac{3}{4}x^2 e^{2x} + \frac{3}{4}xe^{2x} - \frac{3}{8}e^{2x}+C$$

总结：本节例题中经常遇到的几个积分，我们也当作常用的积分公式，补充下面几个公式（其中常数 $a > 0$）．

（1）$\int \tan x \, dx = -\ln|\cos x| + C$ 　　　　（2）$\int \cot x \, dx = \ln|\sin x| + C$

（3）$\int \sec x \, dx = \ln|\sec x + \tan x| + C$ 　　（4）$\int \csc x \, dx = \ln|\csc x - \cot x| + C$

### ⊕ 知识链接

#### 莱布尼茨

　　莱布尼茨是德国数学家、哲学家．他在政治学、法学、伦理学、神学、哲学、历史学、语言学等诸多方向都留下了著作，是一个举世罕见的科学天才．他博览群书，涉猎百科，对丰富人类的科学知识宝库做出了不可磨灭的贡献．在 1675 年 10 月 29 日的一份手稿中，他引入了我们熟知的积分符号"$\int$"，这是求和一词"sum"的第一个字母 s 的拉长．这是因为定积分表示的是一个无穷求和的过程，而历史上首先出现的是定积分．

## 目标检测

答案解析

1. 在下列空格里填入适当的函数．

（1）$(\quad)' = \cos x + 1$ 　　　　　　（2）$(\quad)' = x^2$

（3）$(\quad)' = 2x - 3$ 　　　　　　　（4）$(\quad)' = x^{-1}$

（5）$(\quad)' = \sin x$ 　　　　　　　（6）$(\quad)' = e^x$

（7）$d(\quad) = x^{-3} dx$ 　　　　　　（8）$d(\quad) = \dfrac{3}{x^2 + 1} dx$

（9）$d(\quad) = -\dfrac{1}{\sqrt{1 - x^2}} dx$ 　　　　（10）$d(\quad) = \sec^2 x \, dx$

2. 利用性质和基本积分公式求下列不定积分．

（1）$\int (1 + x)(1 + x^2) \, dx$ 　　　　　　（2）$\int x^4 (2 + x)^3 \, dx$

（3）$\int (x^2 - 2)^2 \, dx$ 　　　　　　　（4）$\int \left(\dfrac{1 - x}{x}\right)^2 dx$

（5）$\int \left(1 + \dfrac{1}{x}\right) \sqrt{x\sqrt{x}} \, dx$ 　　　　　（6）$\int \dfrac{x^2 - 2}{x^2 + 1} dx$

（7）$\int \dfrac{x^2}{1 - x^2} dx$ 　　　　　　　（8）$\int \dfrac{(1 + x)^2}{x\sqrt{x}} dx$

（9）$\int \dfrac{e^{3x} - 1}{e^x - 1} dx$ 　　　　　　　（10）$\int (2^x + 3^x)^2 \, dx$

3. 用换元积分法求下列不定积分.

(1) $\int \dfrac{3}{(1-2x)^2}\mathrm{d}x$

(2) $\int \dfrac{\sqrt{\ln x}}{x}\mathrm{d}x$

(3) $\int \dfrac{1}{(x-a)}\mathrm{d}x$

(4) $\int (1+2x)^{10}\mathrm{d}x$

(5) $\int \sqrt{2-x}\,\mathrm{d}x$

(6) $\int \dfrac{1}{\sqrt{2x-1}}\mathrm{d}x$

(7) $\int \dfrac{1}{\sqrt{(1+3x)^3}}\mathrm{d}x$

(8) $\int \dfrac{\sqrt[3]{1-2x+x^2}}{(1-x)^2}\mathrm{d}x$

(9) $\int \dfrac{\mathrm{d}x}{2+x^2}$

(10) $\int \dfrac{\mathrm{d}x}{4-x^2}$

(11) $\int \dfrac{\mathrm{d}x}{\sqrt{3-2x^2}}$

(12) $\int \dfrac{\mathrm{d}x}{e^x}$

(13) $\int (e^x+e^{-x})^2\mathrm{d}x$

(14) $\int \dfrac{x\mathrm{d}x}{\sqrt{1-x^2}}$

(15) $\int x^2\sqrt{1-x^3}\,\mathrm{d}x$

(16) $\int \dfrac{x\mathrm{d}x}{3+2x^2}$

书网融合……

本章小结　　　　微课

# 第六章  定积分

📖 **学习目标** ——————————————————————————————

    **1. 掌握** 定积分的计算、微积分基本公式；换元积分法、分部积分法；计算图形面积的方法．

    **2. 熟悉** 定积分的定义、性质与几何意义．

    **3. 了解** 两种反常积分的概念与计算；积分在医药生物科学上的简单应用．

    **4. 学会** 定积分基本的计算方法；具备分析简单的定积分应用问题的能力．

⇨ **案例引导** ——————————————————————————————

    **案例** 中国高铁捷报频传：世界上第一条穿越高寒季节性的冻土地区的高速铁路；迄今全球运营里程最长的高速铁路；目前世界上一次性建成里程最长的高速铁路；全球第一条环岛高铁．为实现高铁梦想，经过近三十年的不懈努力，让世界感受到尖端技术，感受到中国制造、中国速度．假设某高铁列车以 342km/h 的速度匀速行驶，该高铁进站的加速度为 $-0.4\text{m/s}^2$，列车应在进站前多长时间以及离车站多远距离开始制动？

    讨论：首先单位换算 342km/h = 95m/s；瞬时速度与初速度及加速度的关系如下：$v_t = v_0 + at$，代入可得 $0 = 95 - 0.5t$，即 $t = 180$s．计算制动的距离为速度函数 $v(t)$ 在区间 $[0, 180]$ 上的定积分．请根据定积分的概念将案例转化为定积分的模型．

    定积分和不定积分是两个不同的概念，但是它们之间有着紧密的联系．定积分是积分学中一个重要概念，自然科学和生产实践中很多问题都可以归结为定积分的问题．当然定积分在医疗卫生领域也有广泛的应用．本章主要介绍定积分的概念、性质、计算方法、反常积分和定积分的应用．

# 第一节  定积分的概念与性质

PPT

## 一、定积分的概念 📱微课

### 1. 定积分的定义

**例 6.1** 求曲边梯形面积．

设函数 $y = f(x)$ $[f(x) \geqslant 0]$ 在区间 $[a, b]$ 上连续，则称由曲线 $y = f(x)$ 和直线 $x = a$，$x = b$ 以及 $x$ 轴所围成的平面图形（图 6.1）为以曲线段 $y = f(x)$ $(a \leqslant x \leqslant b)$ 为曲边的曲边梯形．

    一般的，由曲线所围成的平面图形的面积，总可以表示成几个曲边梯形面积的代数和．如图 6.2 所示，平面图形 *CEDFC* 的面积等于曲边梯形 *ADECBA* 的面积减去曲边梯形 *ADFCBA* 的面积．因此，求任意平面图形的面积主要是计算曲边梯形的面积．

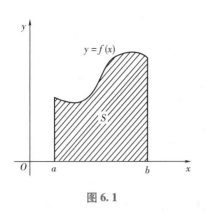

图 6.1

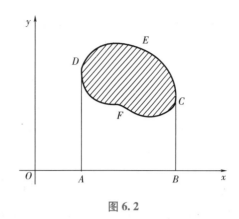

图 6.2

求图 6.3 所示的曲边梯形面积，具体可以分为以下四个步骤.

（1）分割　将曲边梯形分割成 $n$ 个小曲边梯形.

在区间 $[a, b]$ 内任意插入 $n-1$ 个分点，即

$$a = x_0 < x_1 < x_2, \cdots < x_{i-1} < x_i < \cdots < x_n = b$$

将区间 $[a, b]$ 分成 $n$ 个小区间，把第 $i$ 个小区间 $[x_{i-1}, x_i]$ $(i = 1, 2, \cdots, n)$ 的长度记为 $\Delta x_i$，则

$$\Delta x_i = x_i - x_{i-1} \quad (i = 1, 2, \cdots, n)$$

过每个分点作 $x$ 轴的垂线，这样就把曲边梯形分割成 $n$ 个小曲边梯形（图 6.3）.

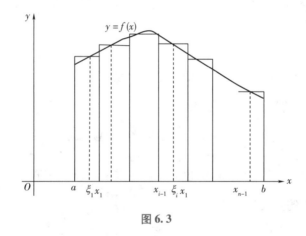

图 6.3

（2）近似代替　用小矩形的面积近似代替相应的小曲边梯形面积.

在每个小区间 $[x_{i-1}, x_i]$ $(i = 1, 2, \cdots, n)$ 上任取一点 $\xi_i$，用以 $\Delta x_i$ 为底，以 $f(\xi_i)$ 为高的小矩形面积近似代替相应小曲边梯形的面积 $\Delta A_i$，即

$$\Delta A_i \approx f(\xi_i) \Delta x_i$$

（3）求和　将所有小矩形的面积累加起来，就得到曲边梯形面积 $A$ 的近似值，即

$$A = \sum_{i=1}^{n} \Delta A_i \approx \sum_{i=1}^{n} f(\xi_i) \Delta x_i$$

（4）取极限　当插入区间 $[a, b]$ 内的分点无限地增多时，所有小区间的长度将无限地缩小. 设 $\lambda = \max\{\Delta x_i\}$ $(i = 1, 2, \cdots, n)$，则当 $\lambda \to 0$，即表示分割无限地进行下去而每个小曲边梯形底边的长度都趋于零时，曲边梯形面积 $A$ 便是所有小矩形面积和的极限值. 即

$$A = \lim_{\lambda \to 0} \sum_{i=1}^{n} f(\xi_i) \Delta x_i$$

**定义 6.1**　设函数 $f(x)$ 在区间 $[a, b]$ 上有界，在区间 $[a, b]$ 内任意插入 $n-1$ 个分点

$$a = x_0 < x_1 < x_2, \cdots < x_{i-1} < x_i < \cdots < x_n = b$$

把区间 $[a, b]$ 分成 $n$ 个小区间 $[x_{i-1}, x_i]$ $(i = 1, 2, \cdots, n)$，设第 $i$ 个小区间的长度为 $\Delta x_i$，则

$$\Delta x_i = x_i - x_{i-1} \qquad (i = 1, 2, \cdots, n)$$

在每个小区间 $[x_{i-1}, x_i]$ 上任取一点 $\xi_i$ $(x_{i-1} \leqslant \xi_i \leqslant x_i)$，作函数值 $f(\xi_i)$ 与小区间的长度 $\Delta x_i$ 的乘积 $f(\xi_i)\Delta x_i$ $(i = 1, 2, \cdots, n)$，且求和 $\sum\limits_{i=1}^{n} f(\xi_i)\Delta x_i$，并记 $\lambda = \max\{\Delta x_i\}$，如果无论对区间 $[a, b]$ 怎样分法且在小区间 $[x_{i-1}, x_i]$ 上 $\xi_i$ 怎样取法，当 $\lambda \to 0$ 时，和式的极限

$$\lim_{\lambda \to 0} \sum_{i=1}^{n} f(\xi_i)\Delta x_i$$

都存在，则称函数 $f(x)$ 在区间 $[a, b]$ 上**可积**（integral）. 该极限值称为 $f(x)$ 在区间 $[a, b]$ 上从 $a$ 到 $b$ 的**定积分**（definite integral），记为 $\int_a^b f(x)\mathrm{d}x$，即

$$\int_a^b f(x)\mathrm{d}x = \lim_{\lambda \to 0} \sum_{i=1}^{n} f(\xi_i)\Delta x_i$$

式中，"$\int$" 为积分号；$f(x)$ 为被积函数；$f(x)\mathrm{d}x$ 为被积表达式；变量 $x$ 为积分变量；$a$ 为积分下限；$b$ 为积分上限；区间 $[a, b]$ 为积分区间；式 $\sum\limits_{i=1}^{n} f(\xi_i)\Delta x_i$ 为积分和.

**定理 6.1** 若 $f(x)$ 在区间 $[a, b]$ 上连续，则 $f(x)$ 在区间 $[a, b]$ 上可积.

**定理 6.2** 若 $f(x)$ 在区间 $[a, b]$ 上有界，且只有有限个间断点，则 $f(x)$ 在区间 $[a, b]$ 上可积.

**2. 定积分的几何意义**

（1）当 $f(x) \geqslant 0$ 时，定积分 $\int_a^b f(x)\mathrm{d}x$ 的值等于由曲线 $y = f(x)$ 和直线 $x = a$，$x = b$ $(a < b)$ 以及 $x$ 轴所围成的曲边梯形面积 $A$ [图 6.4（a）]，即

$$\int_a^b f(x)\mathrm{d}x = \lim_{\lambda \to 0} \sum_{i=1}^{n} f(\xi_i)\Delta x_i = A$$

（2）当 $f(x) \leqslant 0$ 时，定积分 $\int_a^b f(x)\mathrm{d}x$ 的值等于由曲线 $y = f(x)$ 和直线 $x = a$，$x = b$ $(a < b)$ 以及 $x$ 轴所围成的曲边梯形面积 $A$ 的相反数，即

$$\int_a^b f(x)\mathrm{d}x = \lim_{\lambda \to 0} \sum_{i=1}^{n} f(\xi_i)\Delta x_i = -A$$

此时的曲边梯形位于 $x$ 轴下方 [图 6.4（b）].

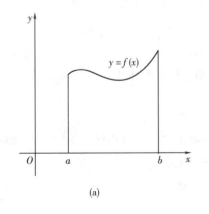

(a)

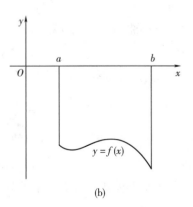

(b)

图 6.4

（3）一般情况下，把处于 $x$ 轴上方的图形的面积赋以正号，处于 $x$ 轴下方的图形的面积赋以负号，当 $f(x)$ 在区间 $[a, b]$ 上既有取正值，又有取负值时，定积分 $\int_a^b f(x)\mathrm{d}x$ 等于由曲线 $y = f(x)$ 和直线 $x = a$，$x = b$（$a < b$）以及 $x$ 轴所围成的在 $x$ 轴上方的平面图形面积减去 $x$ 轴下方的平面图形面积（图 6.5）.

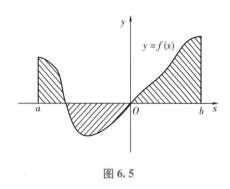

图 6.5

$\int_0^R \sqrt{R^2 - x^2}\,\mathrm{d}x$ （$R > 0$）的几何意义就是以原点为圆心，以 $R$ 为半径的圆在第一象限的面积. 此时，圆的面积为 $\pi R^2$.

所以   积分 $= \int_0^R \sqrt{R^2 - x^2}\,\mathrm{d}x = \dfrac{\pi R^2}{4}$.

可以证明：（1）如果函数 $f(x)$ 在区间 $[-a, a]$ 上连续，则当 $f(x)$ 为奇函数时，$\int_{-a}^a f(x)\mathrm{d}x = 0$；当 $f(x)$ 为偶函数时，$\int_{-a}^a f(x)\mathrm{d}x = 2\int_0^a f(x)\mathrm{d}x$.

（2）如果 $f(x)$ 是以 $T$ 为周期的连续函数，则 $\int_a^{a+T} f(x)\mathrm{d}x = \int_0^T f(x)\mathrm{d}x$，并且有 $\int_a^{a+nT} f(x)\mathrm{d}x = n\int_0^T f(x)\mathrm{d}x$ （$n \in \mathbf{Z}$）.

⊕ 知识链接

**定积分概念的由来**

定积分的概念源于解决一系列实际问题的过程，比如求曲边梯形的面积、平面曲线的弧长、变力做功的计算等. 除此之外，它在医学、生物学、工程学、经济学、社会学等方面也有非常广泛的应用. 通过定积分定义可以看出，经过分割、近似、求和、取极限四步，求出曲边梯形面积的精确值，这个问题的处理过程是量变引起质变的过程. 当量变发展到一定的程度时，事物内部的主要矛盾运动形式发生了改变，进而才能引发质变.“不积跬步无以至千里”“不积小流无以成江河”反映的就是积少成多、聚沙成塔的道理. 中国，一个有着五千年文化的泱泱大国，从沉沦到觉醒，经历了抗日战争，解放战争，改革开放、技术革命、科教兴国，无数优秀的工作者用自己的心血和汗水浇灌出今天的世界大国、强国，作为每个中国人都应该感到骄傲和自豪，并努力成为量变过程中的一个小原子，同祖国一起努力迎接更加灿烂的未来.

## 二、定积分的性质

为了运算和应用方便，我们特别规定：

当 $a = b$ 时，$\int_a^b f(x)\mathrm{d}x = 0$；当 $a \neq b$ 时，$\int_a^b f(x)\mathrm{d}x = -\int_b^a f(x)\mathrm{d}x$.

**性质 1**　$\int_a^b (f(x) \pm g(x))\,\mathrm{d}x = \int_a^b f(x)\mathrm{d}x \pm \int_a^b g(x)\,\mathrm{d}x$

**性质 2**　$\int_a^b kf(x)\mathrm{d}x = k\int_a^b f(x)\mathrm{d}x$

**性质 3**　$\int_a^b k\mathrm{d}x = k(b-a)$

**性质 4**　$\int_a^b f(x)\mathrm{d}x = \int_a^c f(x)\mathrm{d}x + \int_c^b f(x)\mathrm{d}x$

**性质 5**　如果 $f(x)$ 在区间 $[a, b]$ 上可积，且 $f(x) \geqslant 0$，则

$$\int_a^b f(x)\mathrm{d}x \geqslant 0 \quad (a < b)$$

**推论 1**　如果 $f(x)$ 与 $g(x)$ 在区间 $[a, b]$ 上可积，且 $f(x) \leqslant g(x)$，则

$$\int_a^b f(x)\mathrm{d}x \leqslant \int_a^b g(x) \quad (a < b)$$

**推论 2**　$\left| \int_a^b f(x)\mathrm{d}x \right| \leqslant \int_a^b |f(x)|\mathrm{d}x$

**性质 6**　设 $f(x)$ 在区间 $[a, b]$ 上可积，且有最小值 $m$ 和最大值 $M$，则有

$$m(b-a) \leqslant \int_a^b f(x)\mathrm{d}x \leqslant M(b-a)$$

**性质 7**　若 $f(x)$ 在区间 $[a, b]$ 上连续，则在该区间上至少存在一点 $\xi$，使得

$$\int_a^b f(x)\mathrm{d}x = f(\xi)(b-a) \quad (a \leqslant x \leqslant b)$$

# 第二节　定积分的计算

PPT

## 一、微积分基本公式

**定理 6.3**　如果 $f(x)$ 在区间 $[a, b]$ 上连续，且 $F(x)$ 是 $f(x)$ 在区间 $[a, b]$ 上的一个原函数，则

$$\int_a^b f(x)\mathrm{d}x = F(x)\,\Big|_a^b = F(b) - F(a)$$

上式称为微积分基本公式，又称为**牛顿 – 莱布尼茨公式**（**Newton – Leibnitz formula**）.

**例 6.2**　求 $\int_0^1 3x^2\mathrm{d}x$.

**解**　$\int_0^1 3x^2\mathrm{d}x = x^3\,\Big|_0^1 = 1$

**例 6.3**　求 $\int_{\frac{\pi}{4}}^{\frac{\pi}{2}} \cot^2 x\mathrm{d}x$.

**解**　$\int_{\frac{\pi}{4}}^{\frac{\pi}{2}} \cot^2 x\mathrm{d}x = \int_{\frac{\pi}{4}}^{\frac{\pi}{2}} (\csc^2 x - 1)\mathrm{d}x = (-\cot x - x)\,\Big|_{\frac{\pi}{4}}^{\frac{\pi}{2}}$

$$= \left( -\cot\frac{\pi}{2} - \frac{\pi}{2} \right) - \left( -\cot\frac{\pi}{4} - \frac{\pi}{4} \right) = 1 - \frac{\pi}{4}$$

**例 6.4** 求 $\int_{-1}^{1} \mathrm{sgn}x\,\mathrm{d}x.$

**解** 因为 $\mathrm{sgn}x = \begin{cases} 1 & x > 0 \\ 0 & x = 0 \\ -1 & x < 0 \end{cases}$

所以 $\int_{-1}^{1} \mathrm{sgn}x\,\mathrm{d}x = \int_{-1}^{0} -1\mathrm{d}x + \int_{0}^{1} 1\mathrm{d}x = -x \Big|_{-1}^{0} + x \Big|_{0}^{1} = 1 + 1 = 2$

从此例可以看到，虽然 $x = 0$ 是函数 $f(x)$ 的间断点，但是它可积，即一切连续函数都可积，闭区间上只有有限个间断点的有界函数也可积.

## 二、定积分的换元积分法

如果函数 $f(x)$ 在区间 $[a, b]$ 上连续，而 $x = \varphi(t)$ 在 $[\alpha, \beta]$ 上是单值的且有连续的导数，当自变量 $t$ 在 $[\alpha, \beta]$ 上变化时，由函数 $\varphi(t)$ 所确定的 $x$ 值在 $[a, b]$ 上变化，且 $\varphi(\alpha) = a$、$\varphi(\beta) = b$，则

$$\int_{a}^{b} f(x)\,\mathrm{d}x = \int_{\alpha}^{\beta} f[\varphi(t)]\varphi'(t)\,\mathrm{d}t$$

在应用时必须注意：①换元后定积分的上下限要相应改变，即换元必换限；②求出新变量的积分后，只要将新的积分限代入计算，不必换回原来的变量.

**例 6.5** 求 $\int_{-2}^{2} \dfrac{x}{\sqrt{1+x^2}}\mathrm{d}x.$

**解法一** $\displaystyle \int_{-2}^{2} \frac{x}{\sqrt{1+x^2}}\mathrm{d}x \xlongequal[\mathrm{d}u = \frac{x}{\sqrt{1+x^2}}\mathrm{d}x]{\sqrt{1+x^2} = u} \int_{\sqrt{5}}^{\sqrt{5}} \mathrm{d}u = 0$

**解法二** $\displaystyle \int_{-2}^{2} \frac{x}{\sqrt{1+x^2}}\mathrm{d}x = \int_{-2}^{2} \frac{1}{2\sqrt{1+x^2}}\mathrm{d}(x^2) = \int_{-2}^{2} \frac{1}{2\sqrt{1+x^2}}\mathrm{d}(1+x^2) = \sqrt{1+x^2} \Big|_{-2}^{2} = 0$

**例 6.6** 求 $\int_{0}^{\frac{\pi}{2}} \cos^3 x\,\mathrm{d}x.$

**解** $\displaystyle \int_{0}^{\frac{\pi}{2}} \cos^3 x\,\mathrm{d}x = \int_{0}^{\frac{\pi}{2}} \cos^2 x\cos x\,\mathrm{d}x = \int_{0}^{\frac{\pi}{2}} (1 - \sin^2 x)\,\mathrm{d}\sin x = \left(\sin x - \frac{1}{3}\sin^3 x\right) \Big|_{0}^{\frac{\pi}{2}} = \frac{2}{3}$

## 三、定积分的分部积分法

定积分的分部积分公式：$\displaystyle \int_{a}^{b} u(x)\,\mathrm{d}v(x) = [u(x)v(x)] \Big|_{a}^{b} - \int_{a}^{b} v(x)\,\mathrm{d}u(x)$

**例 6.7** 求 $\int_{1}^{e} \ln x\,\mathrm{d}x.$

**解** $\displaystyle \int_{1}^{e} \ln x\,\mathrm{d}x = x\ln x \Big|_{1}^{e} - \int_{1}^{e} x\mathrm{d}\ln x = e - \int_{1}^{e} x \cdot \frac{1}{x}\mathrm{d}x = e - \int_{1}^{e} 1\mathrm{d}x = e - x \Big|_{1}^{e} = 1$

# 第三节 反常积分

PPT

## 一、积分区间为无穷的反常积分

**定义 6.2** 设函数 $f(x)$ 在区间 $[a, +\infty)$ 上连续，任取 $b > a$，若极限

$$\lim_{b \to +\infty} \int_{a}^{b} f(x)\,\mathrm{d}x$$

存在，则将此极限值称为函数 $f(x)$ 在区间 $[a, +\infty)$ 上的**反常积分或广义积分**（improper integral），记作

$$\int_a^{+\infty} f(x)\,\mathrm{d}x = \lim_{b \to +\infty} \int_a^b f(x)\,\mathrm{d}x$$

此时也称反常积分 $\int_a^{+\infty} f(x)\,\mathrm{d}x$ 在区间 $[a, +\infty)$ **收敛**（converge）. 反之若上述极限不存在，则称反常积分 $\int_a^{+\infty} f(x)\,\mathrm{d}x$ 在区间 $[a, +\infty)$ **发散**（diverge）.

类似可以定义

$$\int_{-\infty}^b f(x)\,\mathrm{d}x = \lim_{a \to -\infty} \int_a^b f(x)\,\mathrm{d}x$$

$$\int_{-\infty}^{+\infty} f(x)\,\mathrm{d}x = \int_{-\infty}^0 f(x)\,\mathrm{d}x + \int_0^{+\infty} f(x)\,\mathrm{d}x = \lim_{a \to -\infty} \int_a^0 f(x)\,\mathrm{d}x + \lim_{b \to +\infty} \int_0^b f(x)\,\mathrm{d}x \quad (a<0 \text{ 且 } b>0)$$

分别称为函数 $f(x)$ 在区间 $(-\infty, b]$ 和区间 $(-\infty, +\infty)$ 上的反常积分. 若极限都存在，则称它们在相应区间收敛；若极限不存在，则称它们在相应区间发散.

反常积分 $\int_a^{+\infty} f(x)\,\mathrm{d}x$、$\int_{-\infty}^b f(x)\,\mathrm{d}x$ 和 $\int_{-\infty}^{+\infty} f(x)\,\mathrm{d}x$ 统称为无穷区间上的反常积分或第一类反常积分. 即

$$\int_a^{+\infty} f(x)\,\mathrm{d}x = \lim_{b \to +\infty} \int_a^b f(x)\,\mathrm{d}x \quad (b>a); \qquad \int_{-\infty}^b f(x)\,\mathrm{d}x = \lim_{a \to -\infty} \int_a^b f(x)\,\mathrm{d}x \quad (a<b)$$

$$\int_{-\infty}^{+\infty} f(x)\,\mathrm{d}x = \int_{-\infty}^0 f(x)\,\mathrm{d}x + \int_0^{+\infty} f(x)\,\mathrm{d}x = \lim_{a \to -\infty} \int_a^0 f(x)\,\mathrm{d}x + \lim_{b \to +\infty} \int_0^b f(x)\,\mathrm{d}x \quad (a<0<b)$$

**例 6.8** 求反常积分 $\int_1^{+\infty} \dfrac{\mathrm{d}x}{x}$.

**解** $\int_1^{+\infty} \dfrac{\mathrm{d}x}{x} = \ln x \Big|_1^{+\infty} = \lim_{x \to +\infty} \ln x - \ln 1 = +\infty$

该反常积分发散.

**例 6.9** 求反常积分 $\int_{-\infty}^{+\infty} \dfrac{1}{1+x^2}\,\mathrm{d}x$.

**解** $\displaystyle \int_{-\infty}^{+\infty} \frac{1}{1+x^2}\,\mathrm{d}x = \int_{-\infty}^0 \frac{1}{1+x^2}\,\mathrm{d}x + \int_0^{+\infty} \frac{1}{1+x^2}\,\mathrm{d}x = \lim_{a \to -\infty} \int_a^0 \frac{1}{1+x^2}\,\mathrm{d}x + \lim_{b \to +\infty} \int_0^b \frac{1}{1+x^2}\,\mathrm{d}x$

$\displaystyle = \lim_{a \to -\infty} \arctan x \Big|_a^0 + \lim_{b \to +\infty} \arctan x \Big|_0^b = \lim_{a \to -\infty}(\arctan 0 - \arctan a) + \lim_{b \to +\infty}(\arctan b - \arctan 0)$

$\displaystyle = 0 - \left(-\frac{\pi}{2}\right) + \frac{\pi}{2} - 0 = \pi$

**例 6.10** 讨论反常积分 $\int_1^{+\infty} \dfrac{1}{x^p}\,\mathrm{d}x$ （$p$ 为常数）的敛散性.

**解** 当 $p \neq 1$ 时

$$\int_1^{+\infty} \frac{1}{x^p}\,\mathrm{d}x = \lim_{b \to +\infty} \int_1^b x^{-p}\,\mathrm{d}x = \lim_{b \to +\infty} \frac{x^{1-p}}{1-p}\Big|_1^b = \lim_{b \to +\infty} \frac{b^{1-p}-1}{1-p} = \begin{cases} +\infty & p<1 \\ \dfrac{1}{p-1} & p>1 \end{cases}$$

当 $p=1$ 时

$$\int_1^{+\infty} \frac{1}{x^p}\,\mathrm{d}x = \int_1^{+\infty} \frac{1}{x}\,\mathrm{d}x = \lim_{b \to +\infty} \int_1^b \frac{1}{x}\,\mathrm{d}x = \lim_{b \to +\infty} \ln x \Big|_1^b = \lim_{b \to +\infty}(\ln b - \ln 1) = +\infty$$

即当 $p>1$ 时，反常积分 $\int_1^{+\infty} \dfrac{1}{x^p}\,\mathrm{d}x$ 收敛，其值为 $\dfrac{1}{p-1}$；当 $p \leq 1$ 时，反常积分 $\int_1^{+\infty} \dfrac{1}{x^p}\,\mathrm{d}x$ 发散.

事实上，定积分的许多结果和计算方法都可以推广到反常积分，如可以直接应用微积分学基本公式

求反常积分. 对于例 6.9 也可计算如下,

$$\int_{-\infty}^{+\infty} \frac{1}{1+x^2}dx = \arctan x \Big|_{-\infty}^{+\infty} = \lim_{x \to +\infty} \arctan x - \lim_{x \to -\infty} \arctan x = \frac{\pi}{2} - \left(-\frac{\pi}{2}\right) = \pi$$

或使用换元积分法求反常积分,

$$\int_{-\infty}^{+\infty} \frac{1}{1+x^2}dx \xlongequal{x=\tan u} \int_{-\frac{\pi}{2}}^{\frac{\pi}{2}} \frac{1}{1+\tan^2 u}\sec^2 u du = \int_{-\frac{\pi}{2}}^{\frac{\pi}{2}} du = \pi$$

## 二、被积函数为无界的反常积分

**定义 6.3**　设函数 $f(x)$ 在区间 $(a, b]$ 上连续, 而 $\lim\limits_{x \to a^+} f(x) = \infty$, 对于任意的 $t$ $(a < t < b)$, 如果 $\lim\limits_{t \to a^+}\int_t^b f(x)dx$ 存在, 则称此极限值为无界函数 $f(x)$ 在区间 $(a, b]$ 上的**反常积分或第二类反常积分**, 仍记作 $\int_a^b f(x)dx$, 即

$$\int_a^b f(x)dx = \lim_{t \to a^+}\int_t^b f(x)dx$$

此时也称反常积分 $\int_a^b f(x)dx$ **收敛**; 反之, 即上述极限不存在, 就称反常积分 $\int_a^b f(x)dx$ **发散**.

类似地, 如果函数 $f(x)$ 在区间 $[a, b)$ 上连续, 而 $\lim\limits_{x \to b^-} f(x) = \infty$, 对于任意的 $t$ $(a < t < b)$, 若 $\lim\limits_{t \to b^-}\int_a^t f(x)dx$ 存在, 则称此无界函数 $f(x)$ 在区间 $[a, b)$ 上的反常积分 $\int_a^b f(x)dx$ 收敛; 否则就称反常积分 $\int_a^b f(x)dx$ 发散.

假设函数 $f(x)$ 在区间 $[a, b]$ 上除点 $c$ $(a < c < b)$ 外的各点都连续, 但是 $\lim\limits_{x \to c} f(x) = \infty$, 如果

$$\int_a^c f(x)dx \qquad 与 \qquad \int_c^b f(x)dx$$

都收敛, 则称反常积分 $\int_a^b f(x)dx$ **收敛**, 且定义为

$$\int_a^b f(x)dx = \int_a^c f(x)dx + \int_c^b f(x)dx = \lim_{t \to c^-}\int_a^t f(x)dx + \lim_{t \to c^+}\int_t^b f(x)dx$$

否则就称反常积分 $\int_a^b f(x)dx$ **发散**.

**例 6.11**　求 $\int_0^a \frac{dx}{\sqrt{a^2 - x^2}}$ $(a > 0)$.

**解**　$x = a$ 为被积函数的无穷间断点, 所以 $\int_0^a \frac{dx}{\sqrt{a^2 - x^2}} = \lim\limits_{t \to a^-}\int_0^t \frac{dx}{\sqrt{a^2 - x^2}} = \lim\limits_{t \to a^+} arc\sin\frac{x}{a}\Big|_0^t = \frac{\pi}{2}$.

**例 6.12**　求反常积分 $\int_{-1}^1 \frac{dx}{x^2}$.

**解**　$x = 0$ 是被积函数的无穷间断点, 由于

$$\lim_{t \to 0^+}\int_t^1 \frac{dx}{x^2} = \lim_{t \to 0^+}\left|-\frac{1}{x}\right|\Big|_t^1 = \lim_{t \to 0^+}\left(-1 + \frac{1}{t}\right) = +\infty$$

即反常积分 $\int_0^1 \frac{dx}{x^2}$ 发散, 所以 $\int_{-1}^1 \frac{dx}{x^2}$ 发散.

如果没有注意到 $x = 0$ 是无穷间断点, 就会得出以下的错误结果,

$$\int_{-1}^1 \frac{dx}{x^2} = \left[-\frac{1}{x}\right]_{-1}^1 = -2$$

PPT

# 第四节　定积分的应用

## 一、平面图形的面积

1. 在直角坐标里，由连续曲线 $y = f_1(x)$、$y = f_2(x)$ $[f_1(x) \geqslant f_2(x)]$ 和直线 $x = a$、$x = b$ 围成的平面图形面积（图6.6）为

$$A = \int_a^b (f_1(x) - f_2(x)) \, dx$$

2. 在直角坐标里，由曲线 $x = \varphi_1(y)$、$x = \varphi_2(y)$ $[\varphi_1(y) \geqslant \varphi_2(y)]$ 及 $y = c$、$y = d$ $(c < d)$ 围成的平面图形面积（图6.7）为

$$A = \int_c^d [\varphi_1(y) - \varphi_2(y)] \, dy$$

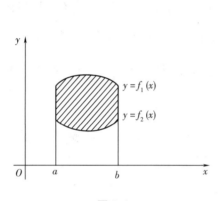

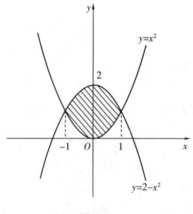

图6.6　　　　　　　　　　　　图6.7

**例6.13**　求由曲线 $y = 2 - x^2$ 和 $y = x^2$ 所围成图形的面积（图6.8）.

图6.8

**解**　解方程组

$$\begin{cases} y = 2 - x^2 \\ y = x^2 \end{cases}$$

得交点 $(-1, 1)$、$(1, 1)$，积分变量 $x$ 从 $-1$ 变到 1，面积为

$$A = \int_{-1}^{1} \left[ (2 - x^2) - x^2 \right] dx = \int_{-1}^{1} (2 - 2x^2) dx = 4 \int_{0}^{1} (1 - x^2) dx = \frac{8}{3}$$

**例 6.14** 求椭圆 $\dfrac{x^2}{a^2} + \dfrac{y^2}{b^2} = 1$ 的面积 $S$.

**解** 所求面积如图 6.9. 由对称性，椭圆的面积等于它在第一象限内部分面积的 4 倍.

$$S = 4 \int_{0}^{b} \frac{a}{b} \sqrt{b^2 - y^2} \, dy$$

$$\xlongequal{y = b\sin t} 4ab \int_{0}^{\frac{\pi}{2}} \sqrt{1 - \sin^2 t} \cos t \, dt = 4ab \int_{0}^{\frac{\pi}{2}} \cos^2 t \, dt$$

$$= 4ab \cdot \frac{1}{2} \cdot \frac{\pi}{2} = \pi ab$$

当 $b = a$ 时，就得到圆面积公式 $S = \pi a^2$.

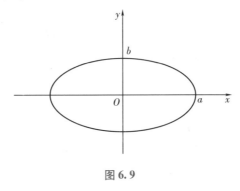

图 6.9

## 二、在医药生物科学上的应用

**1. 连续函数的平均值**　若函数 $f(x)$ 在区间 $[a, b]$ 上连续，则 $\dfrac{1}{b-a} \int_{a}^{b} f(x) dx$ 称为函数 $f(x)$ 在区间 $[a, b]$ 上平均值，常记为 $\overline{f(x)}$.

**例 6.15**　在一个试验中，让患者禁食一定时间（以降低体内的血糖水平），然后注射大量葡萄糖，由实验知血液中胰岛素浓度（unit/ml）变化满足下列分段函数

$$c(t) = \begin{cases} t(10 - t) & 0 \leqslant t \leqslant 5 \\ 25e^{-k(t-5)} & t > 5 \end{cases}$$

其中 $k = \dfrac{\ln 2}{20}$，时间 $t$ 的单位为 min，求注射大量葡萄糖 1 小时里血液中胰岛素的平均浓度.

**解**　$c(t) = \dfrac{1}{60} \int_{0}^{60} c(t) dt = \dfrac{1}{60} \left[ \int_{0}^{5} t(10 - t) dt + \int_{5}^{60} 25e^{-k(t-5)} dt \right]$

$$= \frac{1}{60} \left( 5t^2 - \frac{1}{3}t^3 \right) \Big|_{0}^{5} + \frac{25}{60} \left( -\frac{1}{k} e^{-k(t-5)} \right) \Big|_{5}^{60} \approx 11.63 \, \text{unit/min}$$

**2. 能量代谢与能量代谢率**　能量代谢是指机体由于外界环境（如温度、湿度、空气质量等）和内部生理活动的原因所产生的能量变化.

能量代谢率指整个机体在单位时间产生的能量. 它可以用单位时间产生的总热量（J/h）来度量. 在一天中由于外界环境（如温度、湿度、空气质量等）和内部生理活动的变化，所以在一天中的基础代谢率（BMR）也是波动变化的. 在一段时间内的能量代谢总量都可以通过对能量代谢率在这段时间的积分求得.

**例 6.16** 设一只小白鼠的能量代谢率为

$$\mathrm{BMR}(t) = -0.17\cos\frac{\pi t}{12} + 0.35$$

求其一昼夜（24 小时）内的能量代谢（BM）值.

**解** $\mathrm{BM} = \int_0^{24}\left(-0.17\cos\frac{\pi t}{12} + 0.35\right)\mathrm{d}t = \left(-0.17\cdot\frac{12}{\pi}\cdot\sin\frac{\pi t}{12} + 0.35t\right)\Big|_0^{24} = 8.4\mathrm{J}$

### 3. 脉管稳定流动时的血流量的测定

**例 6.17** 设有半径为 $R$、长为 $L$ 的一段刚性血管，两端的血压分别为 $p_1$ 和 $p_2$（$p_1 > p_2$）. 已知在血管的横截面上离血管中心 $r$ 处的血流速度符合 Poiseuille 公式

$$V(r) = \frac{p_1 - p_2}{4\eta L}(R^2 - r^2)$$

式中，$\eta$ 为血液黏滞系数. 求在单位时间流过该横截面的血流量 $Q$.

**解** 将半径为 $R$ 的截面圆分为 $n$ 个圆环，使每个圆环的厚度为 $\Delta r = \frac{R}{n}$. 又因为圆环面积的近似值为 $2\pi r_i\Delta r$，所以在单位时间内通过第 $i$ 个圆环的血流量 $\Delta Q_i$ 的近似值为

$$\Delta Q_i \approx V(\xi_i)\cdot 2\pi r_i\cdot\Delta r$$

式中，$\xi_i \in [r_i, r_i + \Delta r]$.

故 $Q = \lim_{n\to\infty}\sum_{i=1}^n V(\xi_i)\cdot 2\pi r_i\Delta r = \int_0^R V(r)2\pi r\mathrm{d}r = \int_0^R \frac{p_1 - p_2}{4\eta L}(R^2 - r^2)2\pi r\mathrm{d}r$

$$= \frac{\pi(p_1 - p_2)}{2\eta L}\int_0^R (R^2 r - r^3)\mathrm{d}r = \frac{\pi(p_1 - p_2)R^4}{8\eta L}$$

### 4. 药物的有效度

患者口服的药物必须通过机体组织吸收到血液系统，然后由血液循环带到人体各部位而发生效应，但并非口服药物的全部剂量都能被吸收而发挥作用的. 为了测定被血液系统吸收利用的药物总量，往往需要监测药物在尿中的排泄速度. 临床上已有标准测定法. 如果排泄速度为 $r(t)$，则在时间区间 $[0, T]$ 排泄的药物总量就是 $D = \int_0^T r(t)\mathrm{d}t$，其中时间上限 $T$ 为直到尿中检测不到药物的时刻. 从理论上而言，$T$ 应该是 $+\infty$，但事实上的 $T$ 为某一有限值（图 6.10）.

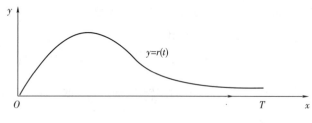

图 6.10

标准的药物排泄速度函数为 $r(t) = te^{-kt}$（$k > 0$），则相应的药物有效利用量为

$$D = \int_0^T te^{-kt}\mathrm{d}t = \int_0^T -\frac{t}{k}e^{-kt}\mathrm{d}(-kt) = \int_0^T -\frac{t}{k}\mathrm{d}(e^{-kt}) = -\frac{t}{k}e^{-kt}\Big|_0^T - \int_0^T e^{-kt}\mathrm{d}\left(-\frac{t}{k}\right)$$

$$= -\frac{T}{k}e^{-kT} - \frac{1}{k^2}\int_0^T e^{-kt}\mathrm{d}(-kt) = -\frac{T}{k}e^{-kT} - \frac{1}{k^2}e^{-kt}\Big|_0^T = \frac{1}{k^2} - e^{-kT}\left(\frac{T}{k} + \frac{1}{k^2}\right)$$

当 $T$ 的值很大时，上式中的第二项的值很小，如果忽略不计，则此时的药物利用水平为

$$D \approx \frac{1}{k^2}$$

例如，当 $k = 0.1$、$T = 1000$ 分钟药物的有效利用量为 $D = \dfrac{1}{0.1^2} - e^{-100}\left(\dfrac{1000}{0.1} + \dfrac{1}{0.01}\right) \approx 100 + 3.7 \times 10^{-40} \approx 100$.

## 目标检测

答案解析

1. 利用定积分定义计算 $\displaystyle\int_0^1 x^2 \mathrm{d}x$.

2. 根据定积分的几何意义，证明 $\displaystyle\int_0^1 \sqrt{1 - x^2}\,\mathrm{d}x = \dfrac{\pi}{4}$.

3. 利用牛顿 – 莱布尼茨公式求下列定积分.

(1) $\displaystyle\int_0^1 x^2 \mathrm{d}x$

(2) $\displaystyle\int_1^8 \sqrt[3]{x}\,\mathrm{d}x$

(3) $\displaystyle\int_0^{\frac{\pi}{2}} \sin x \mathrm{d}x$

(4) $\displaystyle\int_0^2 |1 - x|\,\mathrm{d}x$

(5) $\displaystyle\int_1^{\sqrt{3}} \dfrac{2}{1 + x^2}\mathrm{d}x$

(6) $\displaystyle\int_0^1 \dfrac{e^{2x} - 1}{e^x + 1}\mathrm{d}x$

4. 利用换元积分法求下列定积分.

(1) $\displaystyle\int_0^1 (x^2 + 1)^3 x \mathrm{d}x$

(2) $\displaystyle\int_1^2 \dfrac{x}{2x - 1}\mathrm{d}x$

(3) $\displaystyle\int_0^{\frac{\pi}{3}} \cos\left(x + \dfrac{\pi}{3}\right)\mathrm{d}x$

(4) $\displaystyle\int_{-1}^1 \dfrac{x}{\sqrt{5 - 4x}}\mathrm{d}x$

(5) $\displaystyle\int_0^2 \dfrac{1}{2 - 2x + x^2}\mathrm{d}x$

(6) $\displaystyle\int_0^1 \dfrac{1}{1 + \sqrt{x}}\mathrm{d}x$

5. 用分部积分法求下列定积分.

(1) $\displaystyle\int_1^e \ln x \mathrm{d}x$

(2) $\displaystyle\int_0^1 x e^{-x}\mathrm{d}x$

(3) $\displaystyle\int_0^1 x \arcsin x \mathrm{d}x$

(4) $\displaystyle\int_1^e \sin(\ln x)\,\mathrm{d}x$

6. 判断下列各反常积分的敛散性，若收敛，求出其值.

(1) $\displaystyle\int_0^{+\infty} e^{-3x}\mathrm{d}x$

(2) $\displaystyle\int_1^{+\infty} \dfrac{1}{\sqrt{x^3}}\mathrm{d}x$

(3) $\displaystyle\int_0^{+\infty} \dfrac{1}{x^2 + 3x + 2}\mathrm{d}x$

(4) $\displaystyle\int_0^{+\infty} e^{-\sqrt{x}}\mathrm{d}x$

(5) $\displaystyle\int_{-\infty}^{+\infty} \dfrac{1}{5 + 4x + x^2}\mathrm{d}x$

(6) $\displaystyle\int_0^1 \ln x \mathrm{d}x$

(7) $\displaystyle\int_0^2 \dfrac{1}{x^2 - 4x + 3}\mathrm{d}x$

(8) $\displaystyle\int_0^1 \dfrac{1}{\sqrt{1 - x^2}}\mathrm{d}x$

7. 求由下列曲线围成的平面图形的面积.

（1）由曲线 $y = \ln x$、$y$ 轴与直线 $y = \ln b$、$y = \ln a$（$0 < a < b$）所围成的平面图形的面积.

（2）由曲线 $y = x^2$ 与直线 $y = 2x + 3$ 所围成的平面图形的面积.

（3）由曲线 $y = 3 - x^2$ 与直线 $y = 2x$ 所围成的平面图形的面积.

（4）由曲线 $y = \sin x$、直线 $x = 0$、$x = \pi$ 与 $x$ 轴所围成的平面图形的面积.

（5）由抛物线 $y^2 = 2x$ 与圆 $x^2 + y^2 = 8$ 所围成的平面图形的面积.

书网融合……

本章小结　　　　　　微课

# 第七章 微分方程

## 学习目标

1. **掌握** 微分方程的基本概念、一阶线性微分方程的求解方法（分离变量法和常数变易法）.

2. **熟悉** 二阶常系数线性齐次微分方程解、$y'' + P(x)y' + Q(x)y = 0$ 解的组成原理及求解.

3. **了解** 可降阶的二阶微分方程 $y'' = f(x)$，$y'' = f(x, y')$ 和 $y'' = f(y, y')$ 及求解.

4. **学会** 求解一些简单的微分方程.

## 案例引导

**案例** 设细菌繁殖数目与时间的关系为：$N = N(t)$，并设 $t = 0$ 时，细菌数为 $N = N_0$，已知细菌的繁殖速度与当时细菌的数目成正比.

**讨论：** 怎样建立细菌的繁殖数目与时间的方程？

其方程为：$\dfrac{\mathrm{d}N(t)}{\mathrm{d}t} = kN(t)$，此方程为微分方程.

微分方程是描述客观事物的数量关系的一种重要的数学模型.

# 第一节 微分方程的基本概念

PPT

## 一、微分方程的定义

凡含有未知函数的导数或微分的等式，称为**微分方程**（differential equation）. 例如，$s'' = g$，$y' + y - x = 1$ 等.

在微分方程中，如果未知函数只含有一个自变量，则称为**常微分方程**；若未知函数含有两个或两个以上自变量，则称为**偏微分方程**（partial differential equation）. 本章只讨论常微分方程，常微分方程往往又简称为**微分方程或方程**.

## 二、微分方程的阶

在微分方程中，未知函数的导数或微分的最高阶数，称为微分方程的**阶**（order）. 例如，$y^2\mathrm{d}x + (x + y)\mathrm{d}y = 0$ 是一阶微分方程，$y'' - (y')^3 + 3y = \sin x$ 是二阶微分方程.

设 $x$ 是自变量，$y$ 是 $x$ 的未知函数，$n$ 阶微分方程的一般形式为

$$F(x, y, y', y'', \cdots, y^{(n)}) = 0 \tag{7.1}$$

## 三、线性微分方程与非线性微分方程

若式（7.1）的左端是 $y$，$y'$，$y''$，$\cdots$，$y^{(n)}$ 的一次有理整式，则称式（7.1）为 $n$ 阶**线性微分方程**

（linear differential equation）. 如 $y' + y - x = 1$ 都是一阶线性微分方程，而 $y'' - 2y' + 3y = \sin x$ 是二阶线性微分方程.

不是线性的微分方程，都称为 **非线性微分方程**（nonlinear differential equation）. 例如，$y^2 \mathrm{d}x + (x + y)\mathrm{d}y = 0$ 和 $y'' - (y')^3 + 3y = \sin x$ 都是非线性微分方程.

一般地，$n$ 阶线性微分方程具有如下形式：

$$y^{(n)} + a_1(x)y^{(n-1)} + \cdots + a_{n-1}(x)y' + a_n(x)y = f(x)$$

这里的 $a_1(x)$，$\cdots$，$a_{n-1}(x)$，$a_n(x)$，$f(x)$ 都是 $x$ 的已知函数.

## 四、微分方程的解

若将某函数及其各阶导数代入微分方程，能使方程成为恒等式，就称此函数为微分方程的 **解**. 例如 $y = x^3 + C$ 和 $y = x^3$ 都是微分方程 $y' = 3x^2$ 的解，$S = \dfrac{1}{2}gt^2 + C_1 t + C_2$ 和 $S = \dfrac{1}{2}gt^2$ 都是微分方程 $S'' = g$ 的解.

**注意**：微分方程的解是一个函数，但有时是隐函数.

微分方程的解分为通解和特解. 含有独立任意常数，且任意常数的个数与微分方程的阶数相同的解称为微分方程的 **通解**（general solution）. 例如，$y = x^3 + C$ 是微分方程 $y' = 3x^2$ 的通解，$S = \dfrac{1}{2}gt^2 + c_1 t + c_2$ 是微分方程 $S'' = g$ 的通解. 不含任意常数的解称为微分方程的 **特解**（particular solution）. 例如，$y = x^3$ 和 $y = x^3 - 1$ 都是微分方程 $y' = 3x^2$ 的特解，$y = \mathrm{e}^x + x - 1$ 是微分方程 $y'' = \mathrm{e}^x$ 的特解.

一般地，特解是由通解确定的. 用来确定通解中各任意常数的条件称为 **初始条件** 或 **定解条件**. $n$ 阶微分方程的初始条件如下：

$$y \big|_{x=x_0} = y_0, \ y' \big|_{x=x_0} = y_1, \ \cdots, \ y^{(n-1)} \big|_{x=x_0} = y_{n-1}$$

**例 7.1** 验证 $y = (x^2 + C)\sin x$ 是 $y' - y\cot x - 2x\sin x = 0$ 的通解，这里 $C$ 是任意常数，并求满足初始条件 $y \big|_{x=\frac{\pi}{2}} = 0$ 的特解.

**解** 因为将 $y' = 2x\sin x + (x^2 + C)\cos x$ 和 $y = (x^2 + C)\sin x$ 代入原方程，得

$$y' - y\cot x - 2x\sin x = 2x\sin x + (x^2 + C)\cos x - 2x\sin x - (x^2 + C)\sin x\cot x = 0$$

所以 $y = (x^2 + C)\sin x$ 是 $y' - y\cot x - 2x\sin x = 0$ 的解；又因为 $y = (x^2 + C)\sin x$ 含有一个独立任意常数 $C$，所以 $y = (x^2 + C)\sin x$ 是微分方程 $y' - y\cot x - 2x\sin x = 0$ 的通解.

将初始条件 $y \big|_{x=\frac{\pi}{2}} = 0$ 分别代入 $y = (x^2 + C)\sin x$，得 $C = -\dfrac{\pi^2}{4}$，即满足初始条件 $y \big|_{x=\frac{\pi}{2}} = 0$ 的特解为

$$y = \left(x^2 - \frac{\pi^2}{4}\right)\sin x.$$

## 五、微分方程解的几何意义

微分方程的解函数的几何意义为 $xOy$ 平面上的曲线，这些曲线称为微分方程的 **积分曲线**（integral curve）. 由于通解中含有任意常数，因此它对应于 $xOy$ 平面上的一族曲线，称之为 **积分曲线族**（integral curve family）. 满足初始条件的特解是其中一条特定的积分曲线.

# 第二节　一阶微分方程

一阶微分方程的一般形式是

$$F(x, \ y, \ y') = 0$$

若能从中解出 $y'$，则可得到一阶微分方程的标准形式

$$y' = f(x, y)$$

# 一、可分离变量的一阶微分方程 🅴 微课

如果一阶微分方程能够写成

$$y' = g(x)h(y) \tag{7.2}$$

则称它为**可分离变量的微分方程**. 这类方程的解法是分离变量法，即

分离变量

$$\frac{\mathrm{d}y}{h(y)} = g(x)\mathrm{d}x$$

然后两边积分

$$\int \frac{1}{h(y)}\mathrm{d}y = \int g(x)\mathrm{d}x + C \tag{7.3}$$

**注意**：如果存在一个 $y_0$，使得 $h(y_0) = 0$，则直接将 $y = y_0$ 代入原方程，可知 $y = y_0$ 也是方程（7.2）的一个解.

⊕ **知识链接**

### 星星之火，可以燎原

"星星之火，可以燎原"从数学角度是有支撑的.

假设一个火星用单位面积来表示，$s(t)$ 表示 $t$ 时刻火星的数量，$p(t)$ 表示 $t$ 时刻在单位时间里的一个火星所引燃火星的数量，则我们能得到数学模型：

$$\frac{\mathrm{d}s}{\mathrm{d}t} = p(t)\, s$$

我们假设一个火星可以引燃 $m$ 个火星，初始时刻有 $s_0$ 个火星，即 $s(0) = s_0$，则得到初值问题：$\begin{cases} \dfrac{\mathrm{d}s}{\mathrm{d}t} = ms \\ s(0) = s_n \end{cases}$

这是一个可分离变量微分方程，其通解为 $s(t) = ce^{mt}$，满足初始条件的解为 $s(t) = s_0 e^{mt}$.

从通解可以看出方程的解是一个指数函数，不管开始时数量有多少，经过一段时间后，就会产生巨大的火星数量，以至于可以燎原.

**例 7.2** 求微分方程 $y' = \dfrac{1+x}{2y}$ 的通解.

**解** 将 $y'$ 写成 $\dfrac{\mathrm{d}y}{\mathrm{d}x}$，得 $\dfrac{\mathrm{d}y}{\mathrm{d}x} = \dfrac{1+x}{2y}$，分离变量为 $2y\mathrm{d}y = (1+x)\mathrm{d}x$，两边积分得

$$y^2 = \frac{1}{2}(1+x)^2 + C$$

**例 7.3** 求微分方程 $\dfrac{\mathrm{d}x}{y} + \dfrac{\mathrm{d}y}{x} = 0$ 满足初始条件 $y\big|_{x=0} = 1$ 的特解.

**解** 分离变量将 $\dfrac{\mathrm{d}x}{y} + \dfrac{\mathrm{d}y}{x} = 0$ 改写成 $y\mathrm{d}y = -x\mathrm{d}x$，两边积分得

$$\frac{1}{2}y^2 = -\frac{1}{2}x^2 + C_1 \qquad 或 \qquad x^2 + y^2 = C$$

其中的 $C = 2C_1$ 为任意常数. 将初始条件 $y\mid_{x=0} = 1$ 分别代入通解, 得 $C = 1$, 可以求得满足初始条件的特解 $x^2 + y^2 = 1$.

**例 7.4** 求微分方程 $y' = y^2 \cos x$ 的通解.

**解** 当 $y = 0$ 时, 显然是方程的解, 当 $y \neq 0$ 时, 分离变量将 $y' = y^2 \cos x$ 改写成 $y^{-2}\mathrm{d}y = \cos x \mathrm{d}x$, 两边积分得

$$-\frac{1}{y} = \sin x + C$$

故所求的通解为

$$y = -\frac{1}{\sin x + C}$$

**例 7.5** 求微分方程 $\mathrm{d}x + xy\mathrm{d}y = y^2\mathrm{d}x + y\mathrm{d}y$ 的通解.

**解** 分离变量将 $\mathrm{d}x + xy\mathrm{d}y = y^2\mathrm{d}x + y\mathrm{d}y$ 改写成 $\frac{y}{y^2-1}\mathrm{d}y = \frac{1}{x-1}\mathrm{d}x$, 两边积分得

$$\frac{1}{2}\ln\mid y^2 - 1\mid = \ln\mid x - 1\mid + \ln\mid C_1\mid$$

进一步可以化简成

$$y^2 - 1 = \pm C_1^2(x-1)^2$$

记 $\pm C_1^2 = C$, 得到微分方程 $\mathrm{d}x + xy\mathrm{d}y = y^2\mathrm{d}x + y\mathrm{d}y$ 的通解

$$y^2 - 1 = C(x-1)^2$$

式中的 $C$ 为任意常数.

注: 为简便起见, 今后再遇见类似情况时可直接将 $\ln\mid x-1\mid$ 等改写为 $\ln(x-1)$, 将 $\ln\mid C_1\mid$ 改写为 $\ln C$.

**例 7.6** 设某种流行病的传播通过一封闭性团体内 $N$ 个成人之间的接触而感染传播, 则无移除的简单流行病学模型是

$$\frac{\mathrm{d}y}{\mathrm{d}t} = -ky(N-y)$$

式中, $y$ 是时刻 $t$ 时的易感人数; $k$ 称为感染率. 假设开始时团体中只有一个感染者, 求函数 $y$.

**解** 分离变量将 $\frac{\mathrm{d}y}{\mathrm{d}t} = -ky(N-y)$ 改写成 $\frac{\mathrm{d}y}{y(N-y)} = -k\mathrm{d}t$, 两边积分得

$$\frac{1}{N}\ln\frac{y}{N-y} = -kt + \frac{1}{N}\ln\frac{1}{C}$$

化简后得通解

$$y = \frac{N}{1 + Ce^{kNt}}$$

根据题意, 初始条件为当 $t = 0$ 时, $y = N - 1$, 代入通解得

$$C = \frac{1}{N-1}$$

于是所求的函数为

$$y = \frac{N(N-1)}{N - 1 + e^{kNt}}$$

## 二、一阶线性微分方程

一阶线性微分方程的标准形式是

$$y' + P(x)y = Q(x) \tag{7.4}$$

其中 $P(x)$ 与 $Q(x)$ 都是 $x$ 的连续函数. $Q(x)$ 常被称为自由项, 若 $Q(x) \equiv 0$ 则方程 (7.4) 变为

$$y' + P(x)y = 0 \tag{7.5}$$

式 (7.5) 称为**一阶线性齐次微分方程** (first linear homogeneous differential equation), 式 (7.4) 称为**一阶线性非齐次微分方程** (first linear nonhomogeneous differential equation).

**1. 一阶线性齐次微分方程** 显然, 一阶线性齐次微分方程 (7.5) 是一个可分离变量的微分方程. 将式 (7.5) 分离变量得

$$\frac{\mathrm{d}y}{y} = -P(x)\mathrm{d}x$$

两边积分得

$$\ln y = -\int P(x)\mathrm{d}x + \ln C$$

化简得方程 (7.5) 的通解

$$y = C\mathrm{e}^{-\int P(x)\mathrm{d}x} \tag{7.6}$$

其中 $C$ 为任意常数.

**2. 一阶线性非齐次微分方程** 一阶线性齐次微分方程式 (7.5) 是一阶线性非齐次微分方程式 (7.4) 的特殊情况, 它们的解也应该有一定的联系, 即方程 (7.5) 的解应该是方程 (7.4) 解的特殊情况. 现在假设方程 (7.4) 的解也具有 (7.6) 的形式, 但将常数 $C$ 变易为 $x$ 的一个待定函数 $u(x)$, 使它满足方程 (7.4), 从而求出待定函数 $u(x)$. 设 $y = u(x)\mathrm{e}^{-\int P(x)\mathrm{d}x}$ 是方程 (7.4) 的解, 即令

$$y = u(x)\mathrm{e}^{-\int P(x)\mathrm{d}x} \tag{7.7}$$

两边对 $x$ 求导, 得

$$y' = u'(x)\mathrm{e}^{-\int P(x)\mathrm{d}x} - u(x)P(x)\mathrm{e}^{-\int P(x)\mathrm{d}x}$$

将 $y$ 及 $y'$ 代入式(7.4), 得

$$u'(x)\mathrm{e}^{-\int P(x)\mathrm{d}x} - u(x)P(x)\mathrm{e}^{-\int P(x)\mathrm{d}x} + P(x)u(x)\mathrm{e}^{-\int P(x)\mathrm{d}x} = Q(x)$$

化简, 得

$$u'(x)\mathrm{e}^{-\int P(x)\mathrm{d}x} = Q(x)$$

$$u'(x) = Q(x)\mathrm{e}^{\int P(x)\mathrm{d}x}$$

于是, 有

$$u(x) = \int Q(x)\mathrm{e}^{\int P(x)\mathrm{d}x}\mathrm{d}x + C$$

其中 $C$ 为任意常数. 将 $u(x) = \int Q(x)\mathrm{e}^{\int P(x)\mathrm{d}x}\mathrm{d}x + C$ 代入式 (7.7), 得

$$y = \mathrm{e}^{-\int P(x)\mathrm{d}x}\left(\int Q(x)\mathrm{e}^{\int P(x)\mathrm{d}x}\mathrm{d}x + C\right) \tag{7.8}$$

这就是一阶线性非齐次微分方程 (7.4) 的通解.

这种将常数变易为待定函数的方法, 称为**常数变易法**. 常数变易法是从特殊情况推演到一般结论的一种方法, 在医药及其他科技和社会领域都有广泛应用.

**例 7.7** 求微分方程 $y' + \dfrac{y}{x} = x^2$ 的通解.

**解** 先解对应的一阶线性齐次微分方程 $y' + \dfrac{y}{x} = 0$.

分离变量将微分方程 $y' + \dfrac{y}{x} = 0$ 改写成 $\dfrac{\mathrm{d}y}{y} = -\dfrac{\mathrm{d}x}{x}$, 两边积分得

$$\ln y = -\ln x + \ln C$$

化简得齐次微分方程的通解

$$y = \frac{C}{x}$$

由常数变易法, 设非齐次微分方程的通解为 $y = \dfrac{u(x)}{x}$, 将 $y$ 及 $y'$ 代入原方程得

$$\frac{u'(x) \cdot x - u(x)}{x^2} + \frac{u(x)}{x^2} = x^2$$

化简得 $u'(x) = x^3$, 于是有 $u(x) = \dfrac{x^4}{4} + C$, 从而得原方程的通解

$$y = \frac{x^3}{4} + \frac{C}{x}$$

**例 7.8** 求微分方程 $y' + \dfrac{y}{x} = \dfrac{\sin x}{x}$ 满足初始条件 $y\big|_{x=\pi} = 1$ 的解.

**解** 一阶线性非齐次微分方程 $y' + \dfrac{y}{x} = \dfrac{\sin x}{x}$, 因为 $P(x) = \dfrac{1}{x}$、$Q(x) = \dfrac{\sin x}{x}$, 所以由通解式 (7.8) 知

$$y = \mathrm{e}^{-\int P(x)\mathrm{d}x}\left(\int Q(x)\mathrm{e}^{\int P(x)\mathrm{d}x}\mathrm{d}x + C\right) = \mathrm{e}^{-\int \frac{1}{x}\mathrm{d}x}\left(\int \frac{\sin x}{x}\mathrm{e}^{\int \frac{1}{x}\mathrm{d}x}\mathrm{d}x + C\right)$$

$$= \mathrm{e}^{-\ln x}\left(\int \frac{\sin x}{x}\mathrm{e}^{\ln x}\mathrm{d}x + C\right) = \frac{1}{x}\left(\int \sin x\,\mathrm{d}x + C\right) = \frac{1}{x}(C - \cos x)$$

将初始条件 $y\big|_{x=\pi} = 1$ 分别代入通解, 得 $C = \pi - 1$, 从而求得满足初始条件的特解为

$$y = \frac{1}{x}(\pi - 1 - \cos x)$$

# 第三节 可降阶的二阶微分方程

PPT

二阶微分方程的一般形式为

$$F(x, y, y', y'') = 0$$

本节仅介绍三种可降阶的二阶微分方程. 其基本解法是: 通过对方程两边积分或变量代换, 将二阶微分方程转化为一阶微分方程, 即为**降阶法**.

## 一、$y'' = f(x)$ 型

方程的特点是: 右边只含变量 $x$.

解法是: 连续对 $x$ 积分两次便可得到通解, 即原方程首先可改写成

$$\frac{\mathrm{d}\left(\dfrac{\mathrm{d}y}{\mathrm{d}x}\right)}{\mathrm{d}x} = f(x) \qquad \mathrm{d}\left(\frac{\mathrm{d}y}{\mathrm{d}x}\right) = f(x)\,\mathrm{d}x$$

两边积分，得

$$\frac{\mathrm{d}y}{\mathrm{d}x} = \int f(x)\,\mathrm{d}x + C_1$$

即

$$\mathrm{d}y = \left[\int f(x)\,\mathrm{d}x + C_1\right]\mathrm{d}x$$

再积分，得原方程的通解为

$$y = \int\left[\int f(x)\,\mathrm{d}x\right]\mathrm{d}x + C_1 x + C_2$$

式中，$C_1$、$C_2$ 均为任意常数.

**例 7.9** 求微分方程 $y'' = \mathrm{e}^x - \cos x$ 的通解.

**解** 方程两边积分得

$$y' = \int(\mathrm{e}^x - \cos x)\,\mathrm{d}x = \mathrm{e}^x - \sin x + C_1$$

再积分，得原方程的通解为

$$y = \int(\mathrm{e}^x - \sin x + C_1)\,\mathrm{d}x = \mathrm{e}^x + \cos x + C_1 x + C_2$$

## 二、$y'' = f(x, y')$ 型

方程的特点是：右边不含未知函数 $y$.

解法是：令 $y' = p(x)$，则 $y'' = \dfrac{\mathrm{d}p(x)}{\mathrm{d}x} = p'$，代入原方程得

$$p' = f(x, p)$$

这是一个以 $x$ 为自变量、$p(x)$ 为未知函数的一阶微分方程，它可以用解一阶微分方程的方法求解.

**例 7.10** 求微分方程 $xy'' + y' = 4x$ 的通解.

**解** 令 $y' = p(x)$，则 $y'' = \dfrac{\mathrm{d}p(x)}{\mathrm{d}x} = p'$，代入原方程，得

$$xp' + p = 4x$$

这是一个以 $x$ 为自变量、$p(x)$ 为未知函数的一阶线性非齐次微分方程，由通解公式（7.8）求得通解为

$$y' = p = 2x + \frac{C_1}{x}$$

两边积分得

$$y = \int\left(2x + \frac{C_1}{x}\right)\mathrm{d}x = x^2 + C_1\ln|x^2| + C_2$$

式中，$C_1$、$C_2$ 均为任意常数.

**例 7.11** 求微分方程 $(1+x)y'' + y' = 0$ 满足初始条件 $y\big|_{x=1} = 0$，$y'\big|_{x=1} = 1$ 的特解.

**解** 令 $y' = p(x)$，则 $y'' = \dfrac{\mathrm{d}p(x)}{\mathrm{d}x} = p'$，代入原方程，得

$$(1+x)p' + p = 0$$

这是一个以 $x$ 为自变量，$p(x)$ 为未知函数的可分离变量的一阶微分方程，分离变量将微分方程 $(1+x)p' + p = 0$ 改写成 $\dfrac{\mathrm{d}p}{p} = -\dfrac{\mathrm{d}x}{1+x}$，两边积分得

$$y' = p = \frac{C_1}{1 + x}$$

将初始条件 $y'|_{x=1} = 1$ 代入上式，可得 $C_1 = 2$，故

$$y' = \frac{2}{1 + x}$$

两边积分得

$$y = 2\ln|1 + x| + C_2$$

又因为 $y|_{x=1} = 0$，可得 $C_2 = -2\ln 2$，从而所求满足初始条件的特解为

$$y = C_1 \ln|1 + x| + C_2 = 2\ln|1 + x| - 2\ln 2$$

### 三、$y'' = f(y, y')$ 型

方程的特点是：右边不含自变量 $x$.

解法是：令 $y'_x = p(y)$，由复合函数的求导法则得

$$y'' = (y'_x)'_x = [p(y)]'_x = \frac{\mathrm{d}p}{\mathrm{d}y} \cdot y'_x = p(y) \cdot \frac{\mathrm{d}p}{\mathrm{d}y}$$

代入原方程，得一个以 $y$ 为自变量、$p(x)$ 为未知函数的一阶微分方程

$$p\frac{\mathrm{d}p}{\mathrm{d}y} = f(y, p)$$

解此一阶方程便可得到原方程的通解.

**例7.12** 求微分方程 $(1 - y)y'' + 2(y')^2 = 0$ 的通解.

**解** 令 $y'_x = p(y)$，则 $y'' = p(y) \cdot \frac{\mathrm{d}p}{\mathrm{d}y}$，代入原方程得

$$(1 - y)p\frac{\mathrm{d}p}{\mathrm{d}y} + 2p^2 = 0$$

这是一个以 $y$ 为自变量、$p$ 为未知函数的一阶微分方程，可以改写成

$$p\left[(1 - y)\frac{\mathrm{d}p}{\mathrm{d}y} + 2p\right] = 0$$

即有

$$y' = p = 0 \quad 或 \quad (1 - y)\frac{\mathrm{d}p}{\mathrm{d}y} + 2p = 0$$

由第二个方程 $(1 - y)\frac{\mathrm{d}p}{\mathrm{d}y} + 2p = 0$ 分离变量解得

$$p = C_1(1 - y)^2 \quad 即 \quad \frac{\mathrm{d}y}{\mathrm{d}x} = y' = p = C_1(1 - y)^2$$

两边积分得到原方程的通解

$$\frac{1}{1 - y} = C_1 x + C_2 \quad 或 \quad y = 1 - \frac{1}{C_1 x + C_2}$$

显然，由 $y' = p = 0$ 得到的解 $y = C$ 也包含在上述通解中.

**例7.13** 求微分方程 $y'' = 3\sqrt{y}$，$y|_{x=0} = 1$，$y'|_{x=0} = 2$ 的特解.

**解** 在方程两边同时乘上 $2y'$，得到 $2y'y'' = 6y'\sqrt{y}$，即 $[(y')^2]' = (4y^{\frac{3}{2}})'$，积分得

$$(y')^2 = 4y^{\frac{3}{2}} + C_1$$

由初始条件 $y|_{x=0} = 1$，$y'|_{x=0} = 2$ 得 $C_1 = 0$，从而有 $y' = \pm 2y^{\frac{3}{4}}$，并且由于 $y'|_{x=0} = 2$，故

$$y' = 2y^{\frac{3}{4}}$$

再分离变量，两边积分得

$$4y^{\frac{1}{4}} = 2x + C_2$$

由初始条件 $y\,|_{x=0} = 1$ 得 $C_2 = 4$，于是得到特解

$$y = \left(\frac{x}{2} + 1\right)^4$$

# 第四节　二阶常系数线性齐次微分方程

PPT

二阶线性齐次微分方程的标准形式

$$y'' + P(x)y' + Q(x)y = 0 \tag{7.9}$$

式中，$P(x)$、$Q(x)$ 均为 $x$ 的函数.

**定理 7.1（叠加原理）**　若函数 $y_1(x)$ 和 $y_2(x)$ 是方程（7.9）的两个解，则它们的线性组合
$$y = C_1 y_1(x) + C_2 y_2(x)$$

也是方程（7.9）的解. 其中 $C_1$、$C_2$ 均为任意常数.

**定理 7.2**　若函数 $y_1(x)$ 和 $y_2(x)$ 是方程（7.9）的两个线性无关的特解，则它们的线性组合
$$y = C_1 y_1(x) + C_2 y_2(x)$$

就是方程（7.9）的通解. 其中 $C_1$、$C_2$ 均为任意常数.

所谓线性无关，实际上就是指 $y_1(x)/y_2(x) \neq$ 常数，否则称为线性相关.

二阶常系数线性齐次微分方程的一般形式为：

$$y'' + py' + qy = 0 \tag{7.10}$$

其中 $p$、$q$ 均为常数.

要求二阶常系数线性齐次微分方程（7.10）的通解，关键要找出两个线性无关的特解 $y_1(x)$ 和 $y_2(x)$，则由**定理 7.2** 知，$y = C_1 y_1(x) + C_2 y_2(x)$ 就是方程（7.10）的通解.

当 $\lambda$ 为常数时，指数函数 $y = e^{\lambda x}$ 和它的各阶导数都只相差一个常数因子. 由于指数函数 $y = e^{\lambda x}$ 具有这个良好的性质，因此我们用指数函数 $y = e^{\lambda x}$ 来尝试，看能否选取适当的常数 $\lambda$，使 $y = e^{\lambda x}$ 满足方程（7.10）.

如果 $y = e^{\lambda x}$ 满足方程（7.10），即 $y = e^{\lambda x}$ 是方程（7.10）的解.

对函数 $y = e^{\lambda x}$ 求导得

$$y' = \lambda e^{\lambda x}, \quad y'' = \lambda^2 e^{\lambda x}$$

代入方程（7.10）得

$$(\lambda^2 + p\lambda + q)e^{\lambda x} = 0$$

由于 $e^{\lambda x} \neq 0$，所以

$$\lambda^2 + p\lambda + q = 0 \tag{7.11}$$

由此可见，只要 $\lambda$ 满足方程（7.11），函数 $y = e^{\lambda x}$ 就是方程（7.10）的解.

关于 $\lambda$ 的一元二次方程（7.11），称为微分方程（7.10）的**特征方程**（characteristic equation）.

这样，求二阶常系数线性齐次微分方程的通解就转化为求其特征方程的根了. 称特征方程的根为**特征根**（characteristic root）.

由一元二次方程根的判别式 $p^2 - 4q$ 知，求得的特征根有三种情况.

（1）当 $p^2 - 4q > 0$ 时，则特征方程有两个不等的实数根，设为 $\lambda_1$、$\lambda_2$，则 $e^{\lambda_1 x}$ 和 $e^{\lambda_2 x}$ 必为方程

（7.10）的解，并且由于 $\lambda_1 \neq \lambda_2$，所以 $e^{\lambda_1 x}/e^{\lambda_2 x} = e^{(\lambda_1 - \lambda_2)x} \neq$ 常数，即 $e^{\lambda_1 x}$ 和 $e^{\lambda_2 x}$ 是方程（7.10）两个线性无关的特解，由**定理 7.2** 知，方程（7.10）的通解为

$$y = C_1 e^{\lambda_1 x} + C_2 e^{\lambda_2 x}$$

式中，$C_1$、$C_2$ 为任意常数．

**例 7.14** 求微分方程 $y'' - 4y' - 5y = 0$ 满足初始条件当 $x = 0$ 时，$y = 1$、$y' = 2$ 的特解．

**解** 微分方程 $y'' - 4y' - 5y = 0$ 对应的特征方程为

$$\lambda^2 - 4\lambda - 5 = 0$$

求得它的两个特征根为 $\lambda_1 = -1$、$\lambda_2 = 5$，所以原方程的通解为

$$y = C_1 e^{-x} + C_2 e^{5x}$$

为了求得满足初始条件的特解，对上述通解求导得

$$y' = -C_1 e^{-x} + 5 C_2 e^{5x}$$

将初始条件当 $x = 0$ 时，$y = 1$、$y' = 2$ 代入，得方程组

$$\begin{cases} C_1 + C_2 = 1 \\ -C_1 + 5C_2 = 2 \end{cases}$$

解方程组可以得到 $C_1 = \dfrac{1}{2}$、$C_2 = \dfrac{1}{2}$，故所求的特解为

$$y = \frac{1}{2} e^{-x} + \frac{1}{2} e^{5x}$$

（2）当 $p^2 - 4q = 0$ 时，则特征方程有两个相同的实数根

$$\lambda_1 = \lambda_2 = -\frac{p}{2} \quad (2\lambda_1 + p = 0)$$

此时由特征方程只能得到方程（7.10）的一个特解

$$y_1 = e^{\lambda_1 x} = e^{-\frac{p}{2}x}$$

欲求方程（7.10）的通解，就必须再求出一个与 $y_1$ 线性无关的特解 $y_2$，故从线性无关入手设 $y_2/y_1 = u(x)$，也即

$$y_2 = u(x) y_1 = u(x) e^{\lambda_1 x}$$

这里的 $u(x)$ 是一个待定函数．为了确定 $y_2$，我们将 $y_2$ 及它的各阶导数代入方程（7.10），使其成为恒等式，从而可以得出 $u(x)$．对 $y_2$ 求导，得

$$y_2' = u' e^{\lambda_1 x} + \lambda_1 u e^{\lambda_1 x}$$

$$y_2'' = u'' e^{\lambda_1 x} + 2\lambda_1 u' e^{\lambda_1 x} + \lambda_1^2 u e^{\lambda_1 x}$$

将 $y_2$、$y_2'$ 和 $y_2''$ 的表达式代入方程（7.10），得

$$y_2'' + p y_2' + q y_2 = e^{\lambda_1 x} \left[ (u'' + 2\lambda_1 u' + \lambda_1 u) + p(u' + \lambda_1 u) + qu \right] = 0$$

因为 $e^{\lambda_1 x} \neq 0$，约去 $e^{\lambda_1 x}$，再以 $u''$、$u'$、$u$ 为准合并同类项，得

$$u'' + (2\lambda_1 + p) u' + (\lambda_1^2 + p\lambda_1 + q) u = 0$$

由于 $y_1$ 是特征方程的根，因此 $\lambda_1^2 + p\lambda_1 + q = 0$，并且 $2\lambda_1 + p = 0$，于是

$$u'' = 0$$

将方程 $u'' = 0$ 积分两次，得 $u = Ax + B$，其中 $A$、$B$ 为任意常数．由前述可以知道，只要取 $u \neq$ 常数即可，故取 $A = 1$、$B = 0$，则得 $u = x$，于是得到方程（7.10）的另一个特解为

$$y_2 = x e^{\lambda_1 x}$$

显然它与 $y_1$ 是线性无关的，从而由**定理 7.2** 得方程（7.10）的通解为

$$y = C_1 e^{\lambda_1 x} + C_2 x e^{\lambda_1 x} = (C_1 + C_2 x) e^{\lambda_1 x}$$

其中 $C_1$、$C_2$ 为任意常数.

**例 7.15** 求微分方程 $y'' - 4y' + 4y = 0$ 的通解.

**解** 微分方程 $y'' - 4y' + 4y = 0$ 对应的特征方程为

$$\lambda^2 - 4\lambda + 4 = 0$$

求得它的两个特征根为 $\lambda_1 = \lambda_2 = 2$,所以原方程的通解为

$$y = (C_1 + C_2 x) e^{2x}$$

(3)当 $p^2 - 4q < 0$ 时,则特征方程有一对共轭复数根 $\lambda_{1,2} = \alpha \pm \beta i$($\beta \neq 0$),这时由于 $\dfrac{y_1}{y_2} = \dfrac{e^{\lambda_1 x}}{e^{\lambda_2 x}} = \dfrac{e^{(\alpha + \beta i)x}}{e^{(\alpha - \beta i)x}} = e^{2\beta i x} \neq$ 常数,即 $y_1$ 与 $y_2$ 线性无关,故可以得到方程(7.10)的通解

$$y = c_1 e^{(\alpha + \beta i)x} + c_2 e^{(\alpha - \beta i)x}$$

但它是一个复函数形式的通解. 为了便于应用,利用欧拉公式

$$e^{i\theta} = \cos\theta + i\sin\theta$$

将其表示成实函数形式的通解. 即将 $y_1$ 与 $y_2$ 改写为

$$y_1 = e^{(\alpha + \beta i)x} = e^{\alpha x + \beta x i} = e^{\alpha x}(\cos\beta x + i\sin\beta x)$$
$$y_2 = e^{(\alpha - \beta i)x} = e^{\alpha x - \beta x i} = e^{\alpha x}(\cos\beta x - i\sin\beta x)$$

由**定理 7.1**,函数

$$\overline{y_1} = \frac{1}{2}(y_1 + y_2) = e^{\alpha x}\cos\beta x$$

$$\overline{y_2} = \frac{1}{2i}(y_1 - y_2) = e^{\alpha x}\sin\beta x$$

也是方程(7.10)的解,并且 $\overline{y_1}$ 和 $\overline{y_2}$ 是线性无关的,所以方程(7.10)的实函数形式的通解为

$$y = e^{\alpha x}(C_1 \cos\beta x + C_2 \sin\beta x)$$

其中 $C_1$、$C_2$ 为任意常数.

**例 7.16** 求微分方程 $y'' + 4y' + 7y = 0$ 的通解.

**解** 方程 $y'' + 4y' + 7y = 0$ 对应的特征方程为

$$\lambda^2 + 4\lambda + 7 = 0$$

求得它的两个特征根为一对共轭复数根

$$\lambda_1 = \lambda_2 = -2 \pm \sqrt{3}\, i$$

即实部 $\alpha = -2$,虚部 $\beta = \sqrt{3}$,所以原方程的通解为

$$y = e^{-2x}(C_1 \cos\sqrt{3}\,x + C_2 \sin\sqrt{3}\,x)$$

**例 7.17** 求微分方程 $y'' - 4y' + 5y = 0$ 满足初始条件当 $x = 0$ 时,$y = y' = 1$ 的特解.

**解** 微分方程 $y'' - 4y' + 5y = 0$ 对应的特征方程为

$$\lambda^2 - 4\lambda + 5 = 0$$

求得它的两个特征根为一对共轭复数根

$$\lambda_1 = \lambda_2 = 2 \pm i$$

即实部 $\alpha = 2$,虚部 $\beta = 1$,所以原方程的通解为

$$y = e^{2x}(C_1 \cos x + C_2 \sin x)$$

将初始条件当 $x = 0$ 时,$y = y' = 1$ 可以得到 $C_1 = 1$、$C_2 = -1$,故所求的特解为

$$y = e^{2x}(\cos x - \sin x)$$

综上所述，求解二阶常系数线性齐次微分方程，并不需要进行积分，而只要求其特征方程的根，根据特征根的各种情况，代入相应的通解公式即可以得到所要求的通解（表7.1）.

表 7.1 二阶常系数线性齐次微分方程通解

| 特征方程的根 | 微分方程的通解 |
| --- | --- |
| 不等实根 $\lambda_1 \neq \lambda_2$ | $y = C_1 e^{\lambda_1 x} + C_2 e^{\lambda_2 x}$ |
| 相等实根 $\lambda_1 = \lambda_2$ | $y = (C_1 + C_2 x) e^{\lambda_1 x}$ |
| 共轭复根 $\lambda_{1,2} = \alpha \pm \beta i$ | $y = e^{\alpha x}(C_1 \cos \beta x + C_2 \sin \beta x)$ |

# 目标检测

答案解析

1. 指出下列各微分方程的阶.

（1）$xyy'' + x(y')^3 - y^4 y' = 0$

（2）$(y')^3 y'' = 1$

（3）$\left(\dfrac{dy}{dx}\right)^n + \dfrac{dy}{dx} - y^2 + x^2 = 0$

（4）$\left(\dfrac{dy}{dx}\right)^4 + x\left(\dfrac{dy}{dx}\right)^3 - \dfrac{dy}{dx} = 0$

（5）$\left(\dfrac{dy}{dx}\right)^3 + x\dfrac{d^2 y}{dx^2} - 2y^4 = 0$

（6）$xy''' + 2x^2 y'^2 + x^3 y = x^4 + 1$

（7）$y \cdot y'' - (y')^6 = 0$

（8）$xyy'' + x(y')^3 - y^4 y' = 0$

2. 判断下列各微分方程是否为一阶线性微分方程.

（1）$(y')^2 = y\sin x$

（2）$y' = y^2 + x^2$

（3）$y' = y\sin x + \cos x^2$

（4）$y' = 4y^2$

（5）$\dfrac{dy}{dx} = x^2 - y$

（6）$\dfrac{d^2 y}{dx^2} - \left(\dfrac{dy}{dx}\right)^3 + xy = 0$

（7）$\left(\dfrac{dy}{dx}\right)^2 + x\dfrac{dy}{dx} - xy^2 = 0$

（8）$\dfrac{dy}{dx} = \cos y$

3. 求下列各分离变量微分方程的解.

（1）$\dfrac{dy}{dx} = 2xy$

（2）$(y+1)^2 y' + x^3 = 0$

（3）$y' = y^2 \cos x$

（4）$\dfrac{dy}{dx} = \dfrac{xy}{1 + x^2}$

4. 求下列一阶线性微分方程的解.

（1）$y' + \dfrac{1}{x}y = \dfrac{\sin x}{x}$

（2）$y' - \dfrac{y}{x} = -\dfrac{2\ln x}{x}$

（3）$y'\cos x + y\sin x = 1$

（4）$x^2 dy + (2xy - x + 1)dx = 0$，$y(1) = 0$

5. 求下列二阶微分方程的解.

（1）$y'' = xe^x$

（2）$yy'' - (y')^2 = 0$

（3）$(1 + x^2)y'' = 2xy'$，$y(0) = 1$，$y'(0) = 3$

（4）$y'' = (y')^3 + y'$

6. 求下列常系数线性齐次微分方程的解.

（1）$y'' + 5y' - 6y = 0$

（2）$y'' + 4y' + 13y = 0$

（3）$y'' - 6y' + 9y = 0$

（4）$\begin{cases} 4y'' + 4y' + y = 0 \\ y(0) = 1,\ y'(0) = 0 \end{cases}$

7. 求一曲线，使由其任一点的切线、二坐标轴和过切点平行于纵轴的直线所围成的梯形面积等于常数值 $3a^2$.

书网融合……

本章小结　　　　微课

# 附录　简易积分表

## 一、含有 $ax+b$ 的积分

1. $\displaystyle\int\frac{\mathrm{d}x}{ax+b}=\frac{1}{a}\ln|ax+b|+C$

2. $\displaystyle\int(ax+b)^{\mu}\mathrm{d}x=\frac{1}{a(\mu+1)}(ax+b)^{\mu+1}+C\quad(\mu\neq-1)$

3. $\displaystyle\int\frac{x}{ax+b}\mathrm{d}x=\frac{1}{a^2}(ax+b-b\ln|ax+b|)+C$

4. $\displaystyle\int\frac{x^2}{ax+b}\mathrm{d}x=\frac{1}{a^3}\left[\frac{1}{2}(ax+b)^2-2b(ax+b)+b^2\ln|ax+b|\right]+C$

5. $\displaystyle\int\frac{\mathrm{d}x}{x(ax+b)}=-\frac{1}{b}\ln\left|\frac{ax+b}{x}\right|+C$

6. $\displaystyle\int\frac{\mathrm{d}x}{x^2(ax+b)}=-\frac{1}{bx}+\frac{a}{b^2}\ln\left|\frac{ax+b}{x}\right|+C$

7. $\displaystyle\int\frac{x}{(ax+b)^2}\mathrm{d}x=\frac{1}{a^2}\left(\ln|ax+b|+\frac{b}{ax+b}\right)+C$

8. $\displaystyle\int\frac{x^2}{(ax+b)^2}\mathrm{d}x=\frac{1}{a^3}\left(ax+b-2b\ln|ax+b|-\frac{b^2}{ax+b}\right)+C$

9. $\displaystyle\int\frac{\mathrm{d}x}{x(ax+b)^2}=\frac{1}{b(ax+b)}-\frac{1}{b^2}\ln\left|\frac{ax+b}{x}\right|+C$

## 二、含有 $\sqrt{ax+b}$ 的积分

10. $\displaystyle\int\sqrt{ax+b}\,\mathrm{d}x=\frac{2}{3a}\sqrt{(ax+b)^3}+C$

11. $\displaystyle\int x\sqrt{ax+b}\,\mathrm{d}x=\frac{2}{15a^2}(3ax-2b)\sqrt{(ax+b)^3}+C$

12. $\displaystyle\int x^2\sqrt{ax+b}\,\mathrm{d}x=\frac{2}{105a^3}(15a^2x^2-12abx+8b^2)\sqrt{(ax+b)^3}+C$

13. $\displaystyle\int\frac{x}{\sqrt{ax+b}}\mathrm{d}x=\frac{2}{3a^2}(ax-2b)\sqrt{ax+b}+C$

14. $\displaystyle\int\frac{x^2}{\sqrt{ax+b}}\mathrm{d}x=\frac{2}{15a^3}(3a^2x^2-4abx+8b^2)\sqrt{ax+b}+C$

15. $\displaystyle\int\frac{\mathrm{d}x}{x\sqrt{ax+b}}=\begin{cases}\dfrac{1}{\sqrt{b}}\ln\left|\dfrac{\sqrt{ax+b}-\sqrt{b}}{\sqrt{ax+b}+\sqrt{b}}\right|+C&(b>0)\\[4mm]\dfrac{2}{\sqrt{-b}}\arctan\sqrt{\dfrac{ax+b}{-b}}+C&(b<0)\end{cases}$

16. $\displaystyle\int\frac{\mathrm{d}x}{x^2\sqrt{ax+b}}=-\frac{\sqrt{ax+b}}{bx}-\frac{a}{2b}\int\frac{\mathrm{d}x}{x\sqrt{ax+b}}$

17. $\displaystyle\int \frac{\sqrt{ax+b}}{x}\mathrm{d}x = 2\sqrt{ax+b} + b\int \frac{\mathrm{d}x}{x\sqrt{ax+b}}$

18. $\displaystyle\int \frac{\sqrt{ax+b}}{x^2}\mathrm{d}x = -\frac{\sqrt{ax+b}}{x} + \frac{a}{2}\int \frac{\mathrm{d}x}{x\sqrt{ax+b}}$

## 三、含有 $x^2 \pm a^2$ 的积分

19. $\displaystyle\int \frac{\mathrm{d}x}{x^2+a^2} = \frac{1}{a}\arctan\frac{x}{a} + C$

20. $\displaystyle\int \frac{\mathrm{d}x}{(x^2+a^2)^n} = \frac{x}{2(n-1)a^2(x^2+a^2)^{n-1}} + \frac{2n-3}{2(n-1)a^2}\int \frac{\mathrm{d}x}{(x^2+a^2)^{n-1}}$

21. $\displaystyle\int \frac{\mathrm{d}x}{x^2-a^2} = \frac{1}{2a}\ln\left|\frac{x-a}{x+a}\right| + C$

## 四、含有 $ax^2 + b$ $(a>0)$ 的积分

22. $\displaystyle\int \frac{\mathrm{d}x}{ax^2+b} = \begin{cases} \dfrac{1}{\sqrt{ab}}\arctan\sqrt{\dfrac{a}{b}}x + C & (b>0) \\[3mm] \dfrac{1}{2\sqrt{-ab}}\ln\left|\dfrac{\sqrt{a}x-\sqrt{-b}}{\sqrt{a}x+\sqrt{-b}}\right| + C & (b<0) \end{cases}$

23. $\displaystyle\int \frac{x}{ax^2+b}\mathrm{d}x = \frac{1}{2a}\ln|ax^2+b| + C$

24. $\displaystyle\int \frac{x^2}{ax^2+b}\mathrm{d}x = \frac{x}{a} - \frac{b}{a}\int \frac{\mathrm{d}x}{ax^2+b}$

25. $\displaystyle\int \frac{\mathrm{d}x}{x(ax^2+b)} = \frac{1}{2b}\ln\frac{x^2}{|ax^2+b|} + C$

26. $\displaystyle\int \frac{\mathrm{d}x}{x^2(ax^2+b)} = -\frac{1}{bx} - \frac{a}{b}\int \frac{\mathrm{d}x}{ax^2+b}$

27. $\displaystyle\int \frac{\mathrm{d}x}{x^3(ax^2+b)} = \frac{a}{2b^2}\ln\frac{|ax^2+b|}{x^2} - \frac{1}{2bx^2} + C$

28. $\displaystyle\int \frac{\mathrm{d}x}{(ax^2+b)^2} = \frac{x}{2b(ax^2+b)} + \frac{1}{2b}\int \frac{\mathrm{d}x}{ax^2+b}$

## 五、含有 $ax^2 + bx + c$ $(a>0)$ 的积分

29. $\displaystyle\int \frac{\mathrm{d}x}{ax^2+bx+c} = \begin{cases} \dfrac{2}{\sqrt{4ac-b^2}}\arctan\dfrac{2ax+b}{\sqrt{4ac-b^2}} + C & (b^2<4ac) \\[3mm] \dfrac{1}{\sqrt{b^2-4ac}}\ln\left|\dfrac{2ax+b-\sqrt{b^2-4ac}}{2ax+b+\sqrt{b^2-4ac}}\right| + C & (b^2>4ac) \end{cases}$

30. $\displaystyle\int \frac{x}{ax^2+bx+c}\mathrm{d}x = \frac{1}{2a}\ln|ax^2+bx+c| - \frac{b}{2a}\int \frac{\mathrm{d}x}{ax^2+bx+c}$

## 六、含有 $\sqrt{x^2+a^2}$ $(a>0)$ 的积分

31. $\displaystyle\int \frac{\mathrm{d}x}{\sqrt{x^2+a^2}} = \ln(x+\sqrt{x^2+a^2}) + C$

32. $\int \dfrac{dx}{\sqrt{(x^2+a^2)^3}} = \dfrac{x}{a^2\sqrt{x^2+a^2}} + C$

33. $\int \dfrac{x}{\sqrt{x^2+a^2}}dx = \sqrt{x^2+a^2} + C$

34. $\int \dfrac{x}{\sqrt{(x^2+a^2)^3}}dx = -\dfrac{1}{\sqrt{x^2+a^2}} + C$

35. $\int \dfrac{x^2}{\sqrt{x^2+a^2}}dx = \dfrac{x}{2}\sqrt{x^2+a^2} - \dfrac{a^2}{2}\ln(x+\sqrt{x^2+a^2}) + C$

36. $\int \dfrac{x^2}{\sqrt{(x^2+a^2)^3}}dx = -\dfrac{x}{\sqrt{x^2+a^2}} + \ln(x+\sqrt{x^2+a^2}) + C$

37. $\int \dfrac{dx}{x\sqrt{x^2+a^2}} = \dfrac{1}{a}\ln\dfrac{\sqrt{x^2+a^2}-a}{|x|} + C$

38. $\int \dfrac{dx}{x^2\sqrt{x^2+a^2}} = -\dfrac{\sqrt{x^2+a^2}}{a^2+x} + C$

39. $\int \sqrt{x^2+a^2}\,dx = \dfrac{x}{2}\sqrt{x^2+a^2} + \dfrac{a^2}{2}\ln(x+\sqrt{x^2+a^2}) + C$

40. $\int \sqrt{(x^2+a^2)^3}\,dx = \dfrac{x}{8}(2x^2+5a^2)\sqrt{x^2+a^2} + \dfrac{3}{8}a^4\ln(x+\sqrt{x^2+a^2}) + C$

41. $\int x\sqrt{x^2+a^2}\,dx = \dfrac{1}{3}\sqrt{(x^2+a^2)^3} + C$

42. $\int x^2\sqrt{x^2+a^2}\,dx = \dfrac{x}{8}(2x^2+a^2)\sqrt{x^2+a^2} - \dfrac{a^4}{8}\ln(x+\sqrt{x^2+a^2}+C)$

43. $\int \dfrac{\sqrt{x^2+a^2}}{x}dx = \sqrt{x^2+a^2} + a\ln\dfrac{\sqrt{x^2+a^2}-a}{|x|} + C$

44. $\int \dfrac{\sqrt{x^2+a^2}}{x^2}dx = \dfrac{\sqrt{x^2+a^2}}{x} + \ln(x+\sqrt{x^2+a^2}) + C$

## 七、含有 $\sqrt{x^2-a^2}$ （$a>0$）的积分

45. $\int \dfrac{dx}{\sqrt{x^2-a^2}} = \ln\left|x+\sqrt{x^2-a^2}\right| + C$

46. $\int \dfrac{dx}{\sqrt{(x^2-a^2)^3}} = -\dfrac{x}{a^2\sqrt{x^2-a^2}} + C$

47. $\int \dfrac{x}{\sqrt{x^2-a^2}}dx = \sqrt{x^2-a^2} + C$

48. $\int \dfrac{x}{\sqrt{(x^2-a^2)^3}}dx = -\dfrac{1}{\sqrt{x^2-a^2}} + C$

49. $\int \dfrac{x^2}{\sqrt{x^2-a^2}}dx = \sqrt{x^2-a^2} + \dfrac{a^2}{2}\ln\left|x+\sqrt{x^2-a^2}\right| + C$

50. $\int \dfrac{x^2}{\sqrt{(x^2-a^2)^3}}dx = -\dfrac{x^2}{\sqrt{x^2-a^2}} + \ln\left|x+\sqrt{x^2-a^2}\right| + C$

51. $\int \dfrac{dx}{x\sqrt{x^2-a^2}} = \dfrac{1}{a}\arccos\dfrac{a}{|x|} + C$

52. $\displaystyle\int \frac{\mathrm{d}x}{x^2\sqrt{x^2-a^2}} = \frac{\sqrt{x^2-a^2}}{a^2x} + C$

53. $\displaystyle\int \sqrt{x^2-a^2}\,\mathrm{d}x = \frac{x}{2}\sqrt{x^2-a^2} - \frac{a^2}{2}\ln\left|x+\sqrt{x^2-a^2}\right| + C$

54. $\displaystyle\int \sqrt{(x^2-a^2)^3}\,\mathrm{d}x = \frac{x}{8}(2x^2-5a^2)\sqrt{x^2-a^2} + \frac{3}{8}a^4\ln\left|x+\sqrt{x^2-a^2}\right| + C$

55. $\displaystyle\int x\sqrt{x^2-a^2}\,\mathrm{d}x = \frac{1}{3}\sqrt{(x^2-a^2)^3} + C$

56. $\displaystyle\int x^2\sqrt{x^2-a^2}\,\mathrm{d}x = \frac{x}{8}(2x^2-a^2)\sqrt{x^2-a^2} - \frac{a^4}{8}\ln\left|x+\sqrt{x^2-a^2}\right| + C$

57. $\displaystyle\int \frac{\sqrt{x^2-a^2}}{x}\mathrm{d}x = \sqrt{x^2-a^2} - a\arccos\frac{a}{|x|} + C$

58. $\displaystyle\int \frac{\sqrt{x^2-a^2}}{x^2}\mathrm{d}x = -\frac{\sqrt{x^2-a^2}}{x} + \ln\left|x+\sqrt{x^2-a^2}\right| + C$

# 八、含有 $\sqrt{a^2-x^2}$　（$a>0$）的积分

59. $\displaystyle\int \frac{\mathrm{d}x}{\sqrt{a^2-x^2}} = \arcsin\frac{x}{a} + C$

60. $\displaystyle\int \frac{\mathrm{d}x}{\sqrt{(a^2-x^2)^3}} = \frac{x}{a^2\sqrt{a^2-x^2}} + C$

61. $\displaystyle\int \frac{x}{\sqrt{a^2-x^2}}\mathrm{d}x = -\sqrt{a^2-x^2} + C$

62. $\displaystyle\int \frac{x}{\sqrt{(a^2-x^2)^3}}\mathrm{d}x = \frac{1}{\sqrt{a^2-x^2}} + C$

63. $\displaystyle\int \frac{x^2}{\sqrt{a^2-x^2}}\mathrm{d}x = -\frac{x}{2}\sqrt{a^2-x^2} + \frac{a^2}{2}\arcsin\frac{x}{a} + C$

64. $\displaystyle\int \frac{x^2}{\sqrt{(a^2-x^2)^3}}\mathrm{d}x = \frac{x}{\sqrt{a^2-x^2}} - \arcsin\frac{x}{a} + C$

65. $\displaystyle\int \frac{\mathrm{d}x}{x\sqrt{a^2-x^2}} = \frac{1}{a}\ln\frac{a-\sqrt{a^2-x^2}}{|x|} + C$

66. $\displaystyle\int \frac{\mathrm{d}x}{x^2\sqrt{a^2-x^2}} = -\frac{\sqrt{a^2-x^2}}{a^2x} + C$

67. $\displaystyle\int \sqrt{a^2-x^2}\,\mathrm{d}x = \frac{x}{2}\sqrt{a^2-x^2} + \frac{a^2}{2}\arcsin\frac{x}{a} + C$

68. $\displaystyle\int \sqrt{(a^2-x^2)^3}\,\mathrm{d}x = \frac{x}{8}(5a^2-2x^2)\sqrt{a^2-x^2} + \frac{3}{8}a^4\arcsin\frac{x}{a} + C$

69. $\displaystyle\int x\sqrt{a^2-x^2}\,\mathrm{d}x = -\frac{1}{3}\sqrt{(a^2-x^2)^3} + C$

70. $\displaystyle\int x^2\sqrt{a^2-x^2}\,\mathrm{d}x = \frac{x}{8}(2x^2-a^2)\sqrt{a^2-x^2} + \frac{a^4}{8}\arcsin\frac{x}{a} + C$

71. $\displaystyle\int \frac{\sqrt{a^2-x^2}}{x}\mathrm{d}x = \sqrt{a^2-x^2} + a\ln\frac{a-\sqrt{a^2-x^2}}{|x|} + C$

72. $\int \dfrac{\sqrt{a^2-x^2}}{x^2}dx = -\dfrac{\sqrt{a^2-x^2}}{x} - \arcsin\dfrac{x}{a} + C$

## 九、含有 $\sqrt{\pm ax^2+bx+c}$ （$a>0$） 的积分

73. $\int \dfrac{dx}{\sqrt{ax^2+bx+c}} = \dfrac{1}{\sqrt{a}}\ln\left|2ax+b+2\sqrt{a}\sqrt{ax^2+bx+c}\right| + C$

74. $\int \sqrt{ax^2+bx+c}\,dx = \dfrac{2ax+b}{4a}\sqrt{ax^2+bx+c} + \dfrac{4ac-b^2}{8\sqrt{a^3}}\ln\left|2ax+b+2\sqrt{a}\sqrt{ax^2+bx+c}\right| + C$

75. $\int \dfrac{x}{\sqrt{ax^2+bx+c}}dx = \dfrac{1}{a}\sqrt{ax^2+bx+c} - \dfrac{b}{2\sqrt{a^3}}\ln\left|2ax+b+2\sqrt{a}\sqrt{ax^2+bx+c}\right| + C$

76. $\int \dfrac{dx}{\sqrt{c+bx-ax^2}} = -\dfrac{1}{\sqrt{a}}\arcsin\dfrac{2ax-b}{\sqrt{b^2+4ac}} + C$

77. $\int \sqrt{c+bx-ax^2}\,dx = \dfrac{2ax-b}{4a}\sqrt{c+bx-ax^2} + \dfrac{b^2+4ac}{8\sqrt{a^3}}\arcsin\dfrac{2ax-b}{\sqrt{b^2+4ac}} + C$

78. $\int \dfrac{x}{\sqrt{c+bx-ax^2}}dx = -\dfrac{1}{a}\sqrt{c+bx-ax^2} + \dfrac{b}{2\sqrt{a^3}}\arcsin\dfrac{2ax-b}{\sqrt{b^2+4ac}} + C$

## 十、含有 $\sqrt{\pm\dfrac{x-a}{x-b}}$ 或 $\sqrt{(x-a)(b-x)}$ 的积分

79. $\int \sqrt{\dfrac{x-a}{x-b}}\,dx = (x-b)\sqrt{\dfrac{x-a}{x-b}} + (b-a)\ln(\sqrt{|x-a|}+\sqrt{|x-b|}) + C$

80. $\int \sqrt{\dfrac{x-a}{b-x}}\,dx = (x-b)\sqrt{\dfrac{x-a}{x-b}} + (b-a)\arcsin\sqrt{\dfrac{x-a}{b-a}} + C$

81. $\int \dfrac{dx}{\sqrt{(x-a)(b-x)}} = 2\arcsin\sqrt{\dfrac{x-a}{b-a}} + C \quad (a<b)$

82. $\int \sqrt{(x-a)(b-x)}\,dx = \dfrac{2x-a-b}{4}\sqrt{(x-a)(b-x)} + \dfrac{(b-a)^2}{4}\arcsin\sqrt{\dfrac{x-a}{b-a}} + C \quad (a<b)$

## 十一、含有三角函数的积分

83. $\int \sin x\,dx = \cos x + C$

84. $\int \cos x\,dx = \sin x + C$

85. $\int \tan x\,dx = -\ln|\cos x| + C$

86. $\int \cot x\,dx = \ln|\sin x| + C$

87. $\int \sec x\,dx = \ln\left|\tan\left(\dfrac{\pi}{4}+\dfrac{x}{2}\right)\right| + C = \ln|\sec x + \tan x| + C$

88. $\int \csc x\,dx = \ln\left|\tan\dfrac{x}{2}\right| + C = \ln|\csc x - \cot x| + C$

89. $\int \sec^2 x\,dx = \tan x + C$

90. $\displaystyle\int \csc^2 x\mathrm{d}x = -\cot x + C$

91. $\displaystyle\int \sec x\tan x\mathrm{d}x = \sec x + C$

92. $\displaystyle\int \csc x\cot x\mathrm{d}x = -\csc x + C$

93. $\displaystyle\int \sin^2 x\mathrm{d}x = \dfrac{x}{2} - \dfrac{1}{4}\sin 2x + C$

94. $\displaystyle\int \cos^2 x\mathrm{d}x = \dfrac{x}{2} + \dfrac{1}{4}\sin 2x + C$

95. $\displaystyle\int \sin^n x\mathrm{d}x = -\dfrac{1}{n}\sin^{n-1} x\cos x + \dfrac{n-1}{n}\int \sin^{n-2} x\mathrm{d}x$

96. $\displaystyle\int \cos^n x\mathrm{d}x = \dfrac{1}{n}\cos^{n-1} x\sin x + \dfrac{n-1}{n}\int \cos^{n-2} x\mathrm{d}x$

97. $\displaystyle\int \dfrac{\mathrm{d}x}{\sin^n x} = -\dfrac{1}{n-1}\cdot\dfrac{\cos x}{\sin^{n-1} x} + \dfrac{n-2}{n-1}\int \dfrac{\mathrm{d}x}{\sin^{n-2} x}$

98. $\displaystyle\int \dfrac{\mathrm{d}x}{\cos^n x} = \dfrac{1}{n-1}\cdot\dfrac{\sin x}{\cos^{n-1} x} + \dfrac{n-2}{n-1}\int \dfrac{\mathrm{d}x}{\cos^{n-2} x}$

99. $\displaystyle\int \cos^m x\sin^n x\mathrm{d}x = \dfrac{1}{m+n}\cos^{m-1} x\sin^{n+1} x + \dfrac{m-1}{m+n}\int \cos^{m-2} x\sin^n x\mathrm{d}x$

$\displaystyle\qquad\qquad\qquad\quad = -\dfrac{1}{m+n}\cos^{m+1} x\sin^{n-1} x + \dfrac{n-1}{m+n}\int \cos^m x\sin^{n-2} x\mathrm{d}x$

100. $\displaystyle\int \sin ax\cos bx\mathrm{d}x = -\dfrac{1}{2(a+b)}\cos(a+b)x - \dfrac{1}{2(a-b)}\cos(a-b)x + C$

101. $\displaystyle\int \sin ax\sin bx\mathrm{d}x = -\dfrac{1}{2(a+b)}\sin(a+b)x + \dfrac{1}{2(a-b)}\sin(a-b)x + C$

102. $\displaystyle\int \cos ax\cos bx\mathrm{d}x = -\dfrac{1}{2(a+b)}\sin(a+b)x + \dfrac{1}{2(a-b)}\sin(a-b)x + C$

103. $\displaystyle\int \dfrac{\mathrm{d}x}{a+b\sin x} = \dfrac{2}{\sqrt{a^2-b^2}}\arctan\dfrac{a\tan\frac{x}{2}+b}{\sqrt{a^2-b^2}} + C \quad (a^2 > b^2)$

104. $\displaystyle\int \dfrac{\mathrm{d}x}{a+b\sin x} = \dfrac{1}{\sqrt{b^2-a^2}}\ln\left|\dfrac{a\tan\frac{x}{2}+b-\sqrt{b^2-a^2}}{a\tan\frac{x}{2}+b+\sqrt{b^2-a^2}}\right| + C \quad (a^2 < b^2)$

105. $\displaystyle\int \dfrac{\mathrm{d}x}{a+b\cos x} = \dfrac{2}{a+b}\sqrt{\dfrac{a+b}{a-b}}\arctan\left(\sqrt{\dfrac{a-b}{a+b}}\arctan\dfrac{x}{2}\right) + C \quad (a^2 > b^2)$

106. $\displaystyle\int \dfrac{\mathrm{d}x}{a+b\cos x} = \dfrac{1}{a+b}\sqrt{\dfrac{a+b}{b-a}}\ln\left|\dfrac{\tan\frac{x}{2}+\sqrt{\frac{a+b}{b-a}}}{\tan\frac{x}{2}-\sqrt{\frac{a+b}{b-a}}}\right| + C \quad (a^2 < b^2)$

107. $\displaystyle\int \dfrac{\mathrm{d}x}{a^2\cos^2 x + b^2\sin^2 x} = \dfrac{1}{ab}\arctan\left(\dfrac{b}{a}\tan x\right) + C$

108. $\displaystyle\int \dfrac{\mathrm{d}x}{a^2\cos^2 x - b^2\sin^2 x} = \dfrac{1}{2ab}\ln\left|\dfrac{b\tan x + a}{b\tan x - a}\right| + C$

109. $\displaystyle\int x\sin ax\mathrm{d}x = \dfrac{1}{a^2}\sin ax - \dfrac{1}{a}x\cos ax + C$

110. $\int x^2 \sin x \mathrm{d}x = -\dfrac{1}{a}x^2 \cos ax + \dfrac{2}{a^2}x\sin ax + \dfrac{2}{a^3}\cos ax + C$

111. $\int x\cos ax\mathrm{d}x = \dfrac{1}{a^2}\cos ax + \dfrac{1}{a}x\sin ax + C$

112. $\int x^2 \cos ax\mathrm{d}x = \dfrac{1}{a}x^2 \sin ax + \dfrac{2}{a^2}\cos ax - \dfrac{2}{a^3}\sin ax + C$

## 十二、含有反三角函数的积分（其中 $a > 0$）

113. $\int \arcsin \dfrac{x}{a}\mathrm{d}x = x\arcsin \dfrac{x}{a} + \sqrt{a^2 - x^2} + C$

114. $\int x\arcsin \dfrac{x}{a}\mathrm{d}x = \left(\dfrac{x^2}{2} - \dfrac{a^2}{4}\right)\arcsin \dfrac{x}{a} + \dfrac{x}{4}\sqrt{a^2 - x^2} + C$

115. $\int x^2 \arcsin \dfrac{x}{a}\mathrm{d}x = \dfrac{x^3}{3}\arcsin \dfrac{x}{a} + \dfrac{1}{9}\ (x^2 + 2a^2)\sqrt{a^2 - x^2} + C$

116. $\int \arccos \dfrac{x}{a}\mathrm{d}x = x\arccos \dfrac{x}{a} - \sqrt{a^2 - x^2} + C$

117. $\int x\arccos \dfrac{x}{a}\mathrm{d}x = \left(\dfrac{x^2}{2} - \dfrac{a^2}{4}\right)\arccos \dfrac{x}{a} - \dfrac{x}{4}\sqrt{a^2 - x^2} + C$

118. $\int x^2 \arccos \dfrac{x}{a}\mathrm{d}x = \dfrac{x^3}{3}\arccos \dfrac{x}{a} - \dfrac{1}{9}\ (x^2 + 2a^2)\sqrt{a^2 - x^2} + C$

119. $\int \arctan \dfrac{x}{a}\mathrm{d}x = x\arctan \dfrac{x}{a} - \dfrac{a}{2}\ln(a^2 + x^2) + C$

120. $\int x\arctan \dfrac{x}{a}\mathrm{d}x = \dfrac{1}{2}(a^2 + x^2)\arctan \dfrac{x}{a} - \dfrac{a}{2}x + C$

121. $\int x^2 \arctan \dfrac{x}{a}\mathrm{d}x = \dfrac{x^3}{3}\arctan \dfrac{x}{a} - \dfrac{a}{6}x^2 + \dfrac{a^3}{6}\ln(a^2 + x^2) + C$

## 十三、含有指数函数的积分

122. $\int a^x \mathrm{d}x = \dfrac{1}{\ln a}a^x + C$

123. $\int \mathrm{e}^{ax}\mathrm{d}x = \dfrac{1}{a}\mathrm{e}^{ax} + C$

124. $\int x\mathrm{e}^{ax}\mathrm{d}x = \dfrac{1}{a^2}(ax - 1)\mathrm{e}^{ax} + C$

125. $\int x^n \mathrm{e}^{ax}\mathrm{d}x = \dfrac{1}{a}x^n \mathrm{e}^{ax} - \dfrac{n}{a}\int x^{n-1}\mathrm{e}^{ax}\mathrm{d}x$

126. $\int xa^x \mathrm{d}x = \dfrac{x}{\ln a}a^x - \dfrac{1}{(\ln a)^2}a^x + C$

127. $\int x^n a^x \mathrm{d}x = \dfrac{1}{\ln a}x^n a^x - \dfrac{n}{\ln a}\int x^{n-1}a^x \mathrm{d}x$

128. $\int \mathrm{e}^{ax}\sin bx\mathrm{d}x = \dfrac{1}{a^2 + b^2}\mathrm{e}^{ax}(a\sin bx - b\cos bx) + C$

129. $\int \mathrm{e}^{ax}\cos bx\mathrm{d}x = \dfrac{1}{a^2 + b^2}\mathrm{e}^{ax}(b\sin bx + a\cos bx) + C$

130. $\int \mathrm{e}^{ax}\sin^n bx\mathrm{d}x = \dfrac{1}{a^2 + b^2 n^2}\mathrm{e}^{ax}\sin^{n-1}bx(a\sin bx - nb\cos bx) + \dfrac{n(n-1)b^2}{a^2 + b^2 n^2}\int \mathrm{e}^{ax}\sin^{n-2}bx\mathrm{d}x$

131. $\int \mathrm{e}^{ax}\cos^n bx\mathrm{d}x = \dfrac{1}{a^2+b^2n^2}\mathrm{e}^{ax}\cos^{n-1}bx(a\cos bx + nb\sin bx) + \dfrac{n(n-1)b^2}{a^2+b^2n^2}\int \mathrm{e}^{ax}\cos^{n-2}bx\mathrm{d}x$

## 十四、含有对数函数的积分

132. $\int \ln x\mathrm{d}x = x\ln x - x + C$

133. $\int \dfrac{\mathrm{d}x}{x\ln x} = \ln|\ln x| + C$

134. $\int x^n\ln x\mathrm{d}x = \dfrac{1}{n+1}x^{n+1}\left(\ln x - \dfrac{1}{n+1}\right) + C$

135. $\int (\ln x)^n\mathrm{d}x = x(\ln x)^n - n\int (\ln x)^{n-1}\mathrm{d}x$

136. $\int x^m(\ln x)^n\mathrm{d}x = \dfrac{1}{m+1}x^{m+1}(\ln x)^n - \dfrac{n}{m+1}\int x^m(\ln x)^{n-1}\mathrm{d}x$

## 十五、含有双曲函数的积分

137. $\int \sinh x\mathrm{d}x = \cosh x + C$

138. $\int \cosh x\mathrm{d}x = \sinh x + C$

139. $\int \tanh x\mathrm{d}x = \ln\cosh x + C$

140. $\int \sinh^2 x\mathrm{d}x = -\dfrac{x}{2} + \dfrac{1}{4}\sinh 2x - C$

141. $\int \cosh^2 x\mathrm{d}x = \dfrac{x}{2} + \dfrac{1}{4}\sinh 2x + C$

## 十六、定积分

142. $\int_{-\pi}^{\pi} \cos nx\mathrm{d}x = \int_{-\pi}^{\pi} \sin nx\mathrm{d}x = 0$

143. $\int_{-\pi}^{\pi} \cos mx\sin nx\mathrm{d}x = 0$

144. $\int_{-\pi}^{\pi} \cos mx\cos nx\mathrm{d}x = \begin{cases} 0, & m\neq n \\ \pi, & m=n \end{cases}$

145. $\int_{-\pi}^{\pi} \sin mx\sin nx\mathrm{d}x = \begin{cases} 0, & m\neq n \\ \pi, & m=n \end{cases}$

146. $\int_{0}^{\pi} \sin mx\sin nx\mathrm{d}x = \int_{0}^{\pi} \cos mx\cos nx\mathrm{d}x = \begin{cases} 0, & m\neq n \\ \dfrac{\pi}{2}, & m=n \end{cases}$

147. $I_n = \int_{0}^{\frac{\pi}{2}} \sin^n x\mathrm{d}x = \int_{0}^{\frac{\pi}{2}} \cos^n x\mathrm{d}x$

$I_n = \dfrac{n-1}{n}I_{n-2}$

$\begin{cases} I_n = \dfrac{n-1}{n}\cdot\dfrac{n-3}{n-2}\cdot\cdots\cdot\dfrac{4}{5}\cdot\dfrac{2}{3} \text{ (} n \text{ 为正奇数)}, \ I_1 = 1 \\[2mm] I_n = \dfrac{n-1}{n}\cdot\dfrac{n-3}{n-2}\cdot\cdots\cdot\dfrac{3}{4}\cdot\dfrac{1}{2}\cdot\dfrac{\pi}{2} \text{ (} n \text{ 为正偶数)}, \ I_0 = \dfrac{\pi}{2} \end{cases}$

# 参考文献

［1］吕丹，张福良．医用高等数学［M］．北京：中国医药科技出版社，2016．

［2］同济大学数学系．高等数学［M］．7版．北京：高等教育出版社，2014．

［3］秦侠，吕丹．医用高等数学［M］．7版．北京：人民卫生出版社，2018．

［4］顾作林．高等数学［M］．6版．北京：人民卫生出版社，2016．

［5］张选群．医用高等数学［M］．6版．北京：人民卫生出版社，2013．

［6］艾国平，张喜红．高等数学［M］．北京：中国医药科技出版社，2021．

［7］王威娜，温雨鹏．数学建模与试验［M］．北京：化学工业出版社，2020．

［8］艾国平，张喜红．高等数学［M］．北京：中国医药科技出版社，2021．

［9］孟凤娟．案例分析融入常微分方程教学的探讨［J］．科技风，2020（36）：14 - 15．